「がん活性消滅療法」という選択

痛み、副作用、後遺症のない治療

医学博士
元東京女子医科大学教授
前田華郎
Maeda Karo

PHP研究所

はじめに

私が17年以上にわたって7000人近いがんの患者さんに施してきた治療法は、現代の医学・医療の常識から見れば、驚愕《きょうがく》に値するものだろう。権威筋のがん専門医が、これを見たら、鼻で笑うか、見なかったふりをするはずだ。

しかし、この治療法で、がんの専門医たちがさじを投げた進行がんや末期がん、再発がんの患者さんたちの多くを、私は完治させてきた。その実績のみが、60代後半から80歳を過ぎた現在まで、患者さんたちとともにがんと闘ってきた私の支えだ。

私が守り育ててきた「現代医学とはまったく異なるがん治療法」は、「がん活性消滅療法」という名前であり、英語でCancer Energy Annihilation Therapyという。そこでそのイニシャルを取って「CEAT《シート》」と略称している。

2010年にCEATを解説する書籍（『がんになった医者が書いたがんの本当の治し方』〈幻冬舎〉）を出版したこともあり、診察を希望する患者さんが増えた。横浜駅にほど近い私のクリニックは、完全予約制なので、治療希望者が増えれば、初診日は先送りされる。

闘いの時間があまり長くは残されていないかもしれない患者さんたちに待ってもらうのは罪な話である。しかし、この不可思議な治療法を取り入れてくれる医師など出現しないと自分に言い聞かせ、日々ひたすら治療を続けていた。

ところが2012年以降、2人の医師が、「CEATを学びたい」と言って、私のクリニックを訪れ、さらに著書『がん治療に苦痛と絶望はいらない』（講談社）を発刊した2014年5月以降、さまざまな医師が訪れるようになった。私は、著書の中で論理的な解説を心がけた。現代医学的には理解不能であっても、偏見を排し、想像力を駆使すれば、十分に了解可能である。治療の成果に嘘偽《うそいつわ》りがないならば、現代西洋医学的な治療より優れている可能性があると感じられる治療法である。これらの医師たちは、それを感じたのだ。

2018年12月段階で、CEATを施せる医療拠点は、私のクリニックも含め、北は北海道から南は福岡県まで全国に15ヵ所あり、さらに私のクリニックに通って研修を受けている医師たちがいる。

この事実を、あなたはどのように解釈するだろうか？

要するに、現在のがん医療に、患者さんだけでなく医師もがっかりさせられているということだ。

医学は日々進歩し、手術では、腹腔鏡《ふくくうきょう》手術やロボット手術など体への負担が飛躍的に少なくてすむ高度な技術が実用化され、放射線療法では、陽子線、重粒子線などによる緻《ち》密《みっ》で副作用の少ない治療法が開発された。また抗がん剤などによる化学療法では、分子標的薬や免疫チェックポイント阻害薬など、従来とはまったく異なるメカニズムでがんを攻撃する革新的な薬剤が次々と生まれている。

しかし、鳴り物入りで登場する治療法もその成果を冷静に眺めると、高価な割には、実現できる治療効果は大きくはなく、副作用などの弊害は多く、それらを結集しても「がんの克服」からは、まだはるかに遠い。

がんに挑む医師の多くは、〝ないものねだりをしてもしょうがない〟と自分に言い聞かせるが、〝もう少し何とかならないのか？〟と悩み、可能性を探る医師もいる。そうした気骨ある医師の一部が、私のもとへやって来てくれたということだ。

「CEATを金儲《かねもう》けの道具にはしない」というのが、私の信条であり、この信条を受け入れてくれることが、私の同志の要件である。つまり、CEATを実践することで、大儲けができるわけではない。無力感に苛《さいな》まれることなく、がんに闘いを挑み、完治した患者さんの笑顔が見たい。そんな思いがなければ、この企《くわだ》てに参画するはずはない。

そして私たちは、がん死撲滅《ぼくめつ》のシナリオをすでに用意している。進行がん、末期がんの患者さんたちを回復させるための治療法に加え、超早期のがんを検知する検査法によって、がんを発見し、速《すみ》やかに消滅させることが可能なのだ。

肥大化したがん医療ビジネスを向こうに回した闘いは、いばらの道が続くだろう。がん医療ビジネスは、各国の政界、官界、マスメディアなどに強大な影響力を有している。しかし私たちは、少しずつでも前進をしなければならない。

私は、本書によって、ＣＥＡＴの真価と「がん医療革命」のプランを、あなたにぜひ理解してほしいと願っている。

「がん活性消滅療法」という選択

目次

第2章 見えないがんを見逃さない

第3章 がん活性を消滅させるマイクロ波の威力

第4章 悲劇を生み続ける現代医学のがん治療

第5章

CEATは進化している

第6章 各種のがんとCEATの症例

エピローグ

医学がCEATに追いつくことを祈る

おわりに 281

構　成―――惠志泰成
本文写真――アドバンス・クリニック横浜提供

装　丁―――根本佐知子（梔図案室）
帯写真―――rvika/Shutterstock.com

プロローグ

副作用も後遺症もない がん治療

総合病院で「見放された」卵巣がん

1968年生まれの葛西和美さん（仮名）は、37歳になった2005年6月に神奈川県の総合病院で卵巣がんと診断された。しかも腹膜播種《ふくまくはしゅ》が確認された。腹膜播種とは、上腹部にがん腫《しゅ》が散らばっている状態だ。さらに骨シンチグラフィーで、右の恥骨《ちこつ》に骨転移像が確認された。骨シンチグラフィーは、放射性医薬品によって骨の表面の病変を探し出す画像診断法だ。

葛西さんは、腹膜播種の進行によって腹水が見られるようになっていた。腹水の検査所見では、悪性度を示すN／C比の高い小型の細胞のかたまり（細胞集塊《しゅうかい》）が多数見られ、確実な悪性を意味する「クラスV」と判定された。「卵巣がんの中でもっとも厄介なタイプです」と担当医から言われた葛西さんは、「さじを投げられた」と感じた。

葛西さんは、他の治療法を探し始めたが、ほどなく知人から、私のクリニックの噂《うわさ》を聞いたという。そこで運を天に任せて、私のクリニックに予約を入れ、05年8月12日に来院した。葛西さんの腹部は、腹水で妊婦のように巨大に膨満していた。私は、葛西さんが持ってきてくれた診断書に目をやりながら、彼女の説明に耳を傾け、検査の準備に入った。

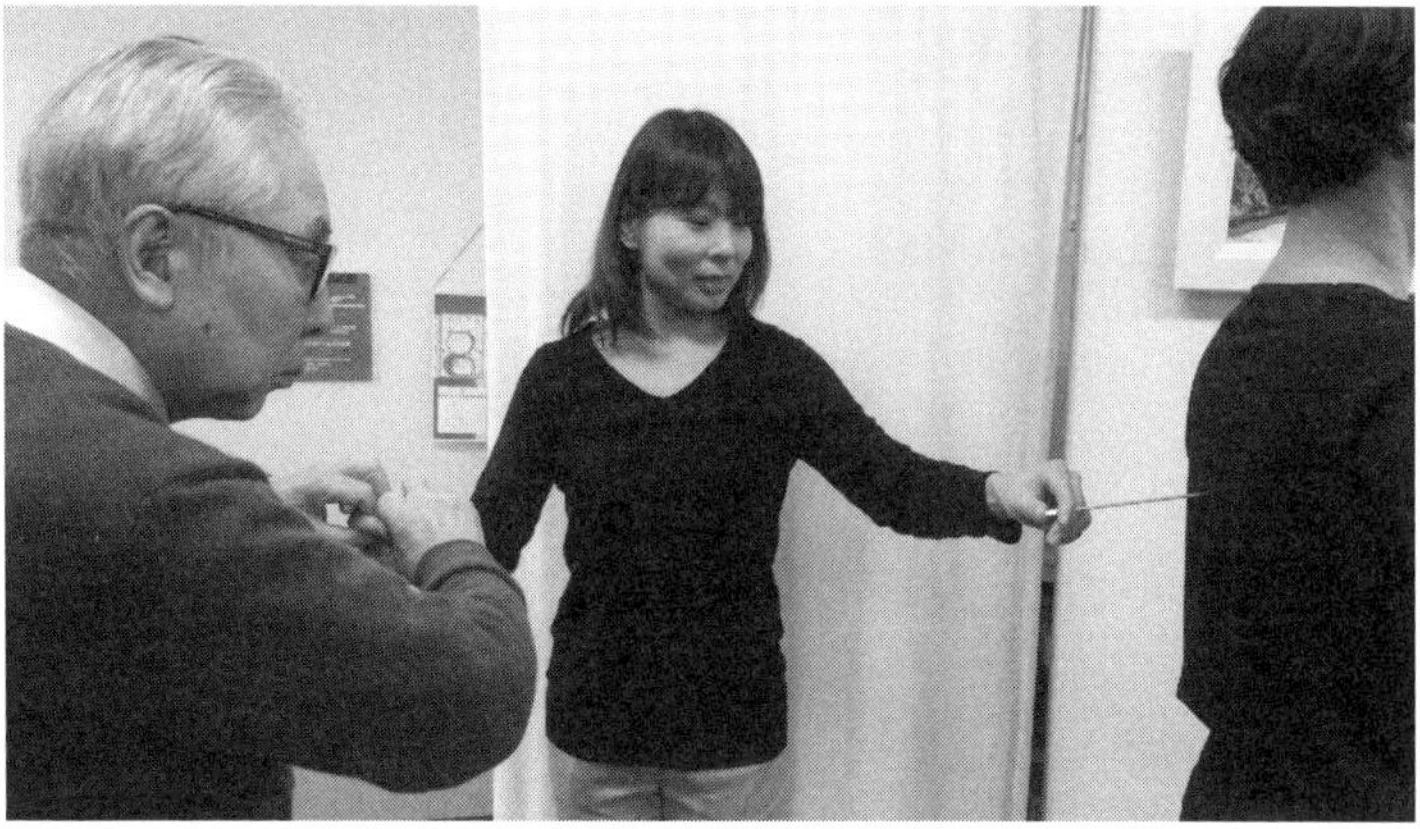

共鳴反応検査を行う著者

診察室で来院したままの服装の葛西さんに立ってもらい、私のクリニックのスタッフであるメディエーター（仲介者）が、私と葛西さんの間に立つ。メディエーターは、左手に細い金属の棒を持ち、その棒の先端を葛西さんの身体に近づける。そしてメディエーターは、右手の親指と人差し指でOKサインのような輪をつくる。私は、メディエーターの指の輪を左右の手の指でつまみ、広げようとする。メディエーターの金属棒が葛西さんの体表近くで移動するたびに指の輪を広げようとする作業を繰り返す。

金属棒を握るメディエーターの手には、がん遺伝子の標本や各部位のがん細胞の組織標本を納めたプレパラートが握られている。もし体内にがん細胞があると、こうしたプレパラートを近づけるだけで、患者さんの体内のがん細胞が組織標本と「共鳴」する。この共鳴が、メディエーターの身体に金属棒を介して電波のように伝わり、メディエーターの筋力が瞬時に弱まり、輪をつくっている指の筋力も低下し、指の輪が開いてしまう。

こうして筋力の弱まりを確認することで、がん細胞が身体のどこにどれだけ存在するかが分かる。しかもわずか10分足らずで、MRI（磁気共鳴画像）やPET（陽電子放射断層撮影）で判読するより、はるかに微小ながん腫を探し出すことができる。

これが、私のクリニックにおける唯一の検査法である共鳴反応検査だ。

葛西さんの腹部全体に強いがん活性が確認され、マイクロ波照射療法を開始した。マイクロ波を発生させる装置は、２つの立方体の箱である。２つの機器の間に座った患者さんの患部の位置に応じて機器を上下左右に移動させ、前後からマイクロ波を照射する。１回の照射時間は6秒。がん活性の強さに応じて、各部位で照射の回数を変える。葛西さんには、上腹部、下腹部を中心に位置を変えてかなり入念に照射をしたので、時間は10分ほどかかった。

そして再び共鳴反応検査を行う。葛西さんのような進行がんのがん活性が、10分ほどのマイクロ波照射で低下するはずもなく、がん活性低下の兆《きざ》しはまったく見えなかった。

自宅では、腹部全体に遠赤外線温熱器を当てることを勧め、共鳴反応検査とマイクロ波

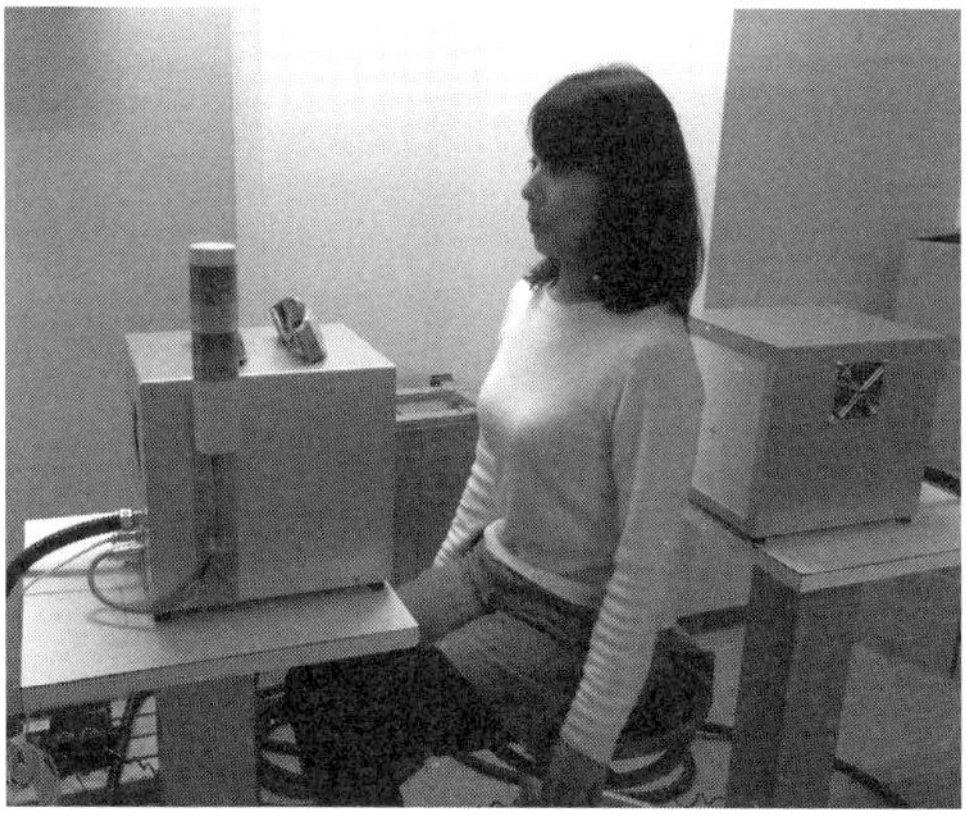

マイクロ波照射法：患部に向け、身体の前後から、マイクロ波を照射する

照射療法を週3回ほどの高頻度で続けた。

すると初診から5ヵ月後の2006年1月16日のマイクロ波照射でがん活性は消滅した。ただし、腹部の膨満はまだ見られ、それ以降も間隔を開けながら経過観察をした。

すると06年8月の骨シンチグラフィーで恥骨部の骨転移像が完全に消えた。腹水は度重《たびかさ》なる吸引で減少してきたが、2008年1月13日のCT画像では大小の嚢腫《のうしゅ》が見られた。時折、破裂音の直後に膣《ちつ》より液体が排出されるという現象も起こった。しかし2009年8月には、腹部の膨満はかなり縮小し、「食欲が旺盛すぎる」と訴えた。これは回復期に入っている証拠である。

　葛西さんのようにがん活性が消滅した後にも、がんに由来すると考えられる症状が残る例は珍しいが、3年以上を経て、完治に至った。当院初診から10年を経た2015年8月に葛西さんから次のような感謝の手紙をいただいた。

マニュアルに忠実に進む、がん専門医の治療

葛西和美さんからの手紙

拝啓

残暑凌《しの》ぎがたき候　いかがお過ごしでしょうか。私は昨年より体力も体重も増え、家族、友人たちからあまり心配されなくなりました。前田先生に診察していただくようになって今年8月でとうとう10年になりました。こうして元気になりましたのは、先生の治療と辛抱強いご指導のお陰だと思います。土、日でお休みなのに先生自らお電話をくださって、治療してくださったことを思い出します。

そのように親切にしていただけるお医者様に巡り合えて、私も家族もどれほど心強かったことか、感謝の言葉が見つかりません。ありがとうございます。

そして、どうぞこれからもよろしくお願いいたします。

かしこ

２０１５年８月20日

葛西和美

がんを宣告された後の患者さんの行動は、いくつかのパターンに分類できる。

これまでがんについての知識を得るチャンスのなかった人が、がんとの関わりを持った場合、つまり自分自身、あるいは家族ががんを宣告された場合、もっとも信頼がおけるのは、国立がん研究センターなどのがん専門医療機関や大学病院だと思うのは当然だ。医学界でハイレベルとされるがん専門医が、そこにずらりと揃《そろ》っているのだから。

がんが、死に直結しやすい病気であることは誰でも知っている。初期、早期に発見されたがんであっても、死亡率0％の部位はない。どこのがんの治療でも「失敗」をすれば、死に至るのだ。

それゆえにがんと闘う医師たちは、工夫に工夫を重ね、慎重に1人ひとりの患者さんに治療を施し、患者さんを死の淵《ふち》から遠ざけるための努力をしてくれると多くの人が期待する。しかし多くのがん専門医は、個々の患者さんの個性に注目することは少なく、すべてマニュアル通りに治療プロセスを踏む。

検査結果を適切に把握し、それを患者さんのレッテルとし、治療マニュアルに沿って、レッテルに応じた選択をする。そしてその選択の結果、成功と失敗が判明すると、そこでも治療マニュアルに従った選択をする。がん専門医の優劣は、この治療マニュアルをどれだけ正確・詳細に把握しているかで決まる。

結果的に完治する場合もあり、後遺症を残しながら延命できる場合もあるが、がん専門医は、根拠なく励ますことも楽観的な気休めを言うこともない。多くは早めに余命を宣告し、時期が来たと判断したら、ためらうことなく緩和ケアに移行する。がん専門医が、結果に一喜一憂《いっきいちゆう》することなどない。「それじゃ身がもたない」と正直ながん専門医は白状する。

一方、知人や親類のがんの闘病の様子を見聞きし、がんに関する知識を蓄えている人は、自分や家族ががんを宣告された時、心づもりが異なる。がんの治療において権威を持つ医療機関が、決して圧倒的な能力を持っているわけではないことを知っているから、大病院に身を委《ゆだ》ねるのとは異なる方法を探す人もいる。

がんを宣告されて以降、厳しい診断が下った場合に、他の医療機関にセカンドオピニオンを求める患者さんは、ずいぶんと多くなった。しかし、がん専門病院で出た診断と大学病院で得るセカンドオピニオンが異なることはあまりない。専門家としてのルールブックは、全国の医療機関が共有しており、皆しっかりと頭に叩《たた》き込んでいるのだ。

余命宣告から始まる代替医療

がんが宣告された段階から、多くの患者さんや家族は、食生活の改善を試み、サプリメントなどがん治療に貢献しそうな方策を次々と取り入れるのが通例だ。そして治療の成果が思わしくなければ、代替策の種類が増えていくのは無理もない。がん治療に関する書籍やインターネット上でさまざまな治療法を探る患者さんや家族も多い。

それでも権威あるがん専門医のもとを自分の意思で離れ、まったく別の治療法に身を委ねる人は多くない。抗がん剤しか治療法がないのに、その副作用に耐えられず、抗がん剤を拒絶する場合や、がん専門医に「治る見込みなし」と言われた段階で、〃どうしよう？〃という煩悶《はんもん》が始まる例が多い。その結果、私のクリニックには、余命宣告を受けるか、前出の葛西和美さんのように「医師から見放されたという確信」を得た患者さんが圧倒的に多い。このままいけば、死は免《まぬか》れないという状況である。

がん専門医に「治る見込みなし」と言われた患者さんの中にも、がん専門医の指示通りに緩和ケアに入る患者さんが多いのは、不思議な気もするが、「右往左往して変な医師に騙《だま》されてはかなわない」という良識のなせる業《わざ》なのだろう。最高の権威に任せてかなわないなら、あきらめるしかないという権威に従順なタイプだ。

そうではない患者さんや家族は、いろいろな打開策を模索する。

私のクリニックに通う患者さんには3つのタイプがある。「CEAT一本でいく」と決め、がん専門医と決別している人がいる。葛西さんもその1人だ。これが第一のタイプだ。

しかしそういう人よりも、がん専門医の診療を受けながら、私のクリニックに来る患者さんが多い。そして、主治医のがん専門医に「CEATという治療を受けている」と伝えている患者さんもいる。これが第二のタイプだ。ただし、多くは、主治医に伝えることなく私のクリニックに通っている。これがもっとも多い第三のタイプだ。

第三のタイプの場合、CEATによって「奇跡的な回復」を見せた場合に、がん専門医はキツネにつままれたような表情をすることになる。しかし多くの場合、彼らは「こういうこともたまにはあるんです」と表情も変えずに語るという。私なら、いったいなぜ助かるはずのない患者さんが回復し始めたのか、知りたくてたまらないと思うが、彼らにとってそれは、知っても煩《わずら》わしいだけの「不都合な真実」なのかもしれない。

知ってほしい「現代医療の限界」

「がんを克服する」という課題は、世界中の医学者、いや科学者の最大のテーマのひとつであり、血眼《ちまなこ》の研究が展開されている。それは、科学的、医学的使命感のなせる業であると同時に、多大な富を得るための奮闘でもある。がんビジネスで「ヒット商品」をモノにしたならば、そこで得られる利益はどんな商品よりも大きい。

いずれにしてもがん治療には、最高の頭脳が投入され、最先端の科学技術が駆使されている。しかし現在の権威ある医療・医学の心もとなさを私は毎日実感している。批判を恐れずに言うならば、私のクリニックにやって来る多くの患者さんは、権威ある医療・医学の「失敗例」なのだ。そして「お粗末な失敗例」があまりにも多い。

ここでの最大の問題点は、がんが「目で見える」状態にならなければ、対処ができないという診断技術の限界である。しかも、がんではない人をがん患者と診断してしまうといった恐ろしいことも決して珍しくない。さらに「目で見える」状態になったがん（がん腫）をどう消すかという治療法にも多種多様な問題がある。こうした現在の権威あるがん医療・医学の実態については第4章で詳細に述べる。

「がんを宣告されたら、自分で治療法を探しなさい」というつもりはない。ただし、現在の「権威あるがん医療」が、信頼し切ってよいものでないことは知っておくべきだ。

そして、がん専門医の治療方針を聞く時、その治療による副作用などの弊害もしっかり聞き出す必要がある。がん治療のせいで、生活の質を大きく下げる障害に苦しんでいる人は非常に多い。

また、これから始まる治療によって、自分のがんが治癒《ちゆ》する見込みはどれだけなのかを聞くことも重要だ。ある程度以上進行しているがんに関しては、苦し紛《まぎ》れとしか言えないような治療法がまかり通っている。それは、「我々ができないことは、他のどの医師にもできない」というがん専門医たちの尊大さのなせる業だ。

もちろん国立がん研究センターや大学病院の権威あるがん専門医が、街の小さなクリニックに自分たちよりも優れたがんの治療法が潜《ひそ》んでいるかもしれないと考えることはありえない。もし私が、がん医学の権威だったならば、そんなことは想像だにしないだろう。

しかし、国立がん研究センターや大学病院の医療とは比較にならない威力を発揮するがんの診断法と治療法を、私が持っていることは確かなのだ。それをとりあえず信じてみようと思える人は、それなりの想像力を持った人だ。権威に従順な人には絶対に無理だろう。

ＣＥＡＴは、「未来からやって来たがん治療法」なのだと、私は最近、強く思う。ＣＥＡＴが、権威ある医学者たちが想像すらしない内容であるのは、医学と科学がまだＣＥＡＴを理解する段階までに至っていないからなのだと思う。

第1章

授かった
「がんの診断法と治療法」

がんとの遭遇

1957年に札幌医科大学を卒業した私は、海外で勉強をしたいと思った。しかし、その資金が家にはなかった。ハワイのクワキニ病院に安いながら給料をもらって研修ができる制度があると知り、応募した。運よく採用されたので、ハワイでの研修に挑戦した。

研修は無事終了し、2年後に帰国し、母校の一般外科に入局すると、無医村にしばしば出張させられた。出張先では、全科の治療を行わなければならず、さまざまな体験を積んだ。

その後、横浜市立大学病院で再建外科の術技を身に付け、1970年に神奈川県立こども医療センターが開設されると、小児の奇形や熱傷の修復を担当した。子どもたちの欠落した部分を補い、外見的にも機能的にも、普通に近い状態に修復していく。小児熱傷は教科書がなく、一から勉強し、1981年に『小児熱傷の臨床』(医学書院)という本を書いた。

神奈川県立こども医療センター形成外科で部長を22年間務めた私は、その技能と実績を買われて、1991年に東京女子医科大学の助教授に就任した。「小児の外傷、奇形の再建外科」を学生たちに指導する役割である。そして1997年には東京女子医大教授に就任した。

教授就任間もない97年9月、東京女子医大での定期健康診断で、私は「前立腺《ぜんりつせん》がん」という診断を受けた。前立腺がんの5年生存率は高いが、10年以上たって再発、死去する例は多い。〝厄介なことになった〟と私は思った。

長年、がん医療を見つめながら、手術、抗がん剤、放射線という「標準治療」は、進歩しながらもその歩みがあまりに遅いと感じてきた。私は、60代以降の第二の人生では、現代医学的ながん医療とは一線を画《かく》すがん医療の研究をしたいと思っていた。自分ががんを宣告されたことで、その「夢」は「切実なテーマ」となった。

2年前に出会った温熱療法

標準治療以外のがんの治療法で、私が最初に出会ったのは温熱療法だった。

がんが発見される2年前の1995年夏に、幕張メッセで開催された第1回日本がんコンベンションに参加した。がんコンベンションは、アメリカがんコントロール協会日本支部というNPO法人が主催するものだった。アメリカがんコントロール協会は、1973

年に設立され、主としてがんの代替療法の探索、検証、情報提供を行ってきた非営利団体だ。この協会の日本支部が1994年に設立され、1995年に第1回がんコンベンションが開催されたのだった。

その講習会の講師の一人が、三井兎女子《みついとめこ》さんだった。1915年に山梨県に生まれた三井さんは、山梨女子師範学校を卒業し教員となり、定年退職後、鍼灸師《しんきゅうし》、指圧マッサージ師、カイロプラクターの資格を取得した。彼女は、灸《きゆう》の効果を遠赤外線の温熱ヒーターで発揮できないかという着想から、温熱効果と血行促進効果によって自然治癒《ちゆ》力を活性化させる「三井温熱療法」を確立した。

三井さんは、温熱の効果を分かりやすく語り、講演の後には、がんが治癒した患者数名が演壇に上がり、闘病と治療の効果についての体験談を語った。

当時の私は、「がんは熱に弱い」ということは知っているという程度の知識レベルだったが、温熱療法がさまざまな疾患《しつかん》に効果を発揮すること、そして特にがんの治療に大きな効果を発揮することを知り、三井さんに教えを乞《こ》うためにたびたび千葉県にあった彼女の治療院に通った。三井さんは、彼女自身が発案して開発された「遠赤外線温灸器《おんきゆうき》（三井式温熱治療器）」を活用していた。温灸器から発される75℃の温熱で、患部周辺を温めることで血液の循環を活発にし、免疫力を高め、がんに対抗できる状態をつくるという。この遠赤外線の温熱によって、大病院で見放されたがん患者を彼女は治癒させていた。

遠赤外線の熱でがん細胞を殺す

兄が聖マリアンナ医科大学の理事長をしていた関係で、そこで前立腺摘出手術が予定されていたが、私は、がん宣告直後から前立腺の部位に「遠赤外線温灸器」を当て始めた。最初は、焼け火箸《ひばし》を差し込んだような強烈な熱さと痛みに耐えかねたが、毎日、入念に遠赤外線を当てていると、痛みを感じる範囲が次第に狭くなっていった。この痛みは、ブラジキニンという体内で分泌される物質によるものだ。ブラジキニンは、痛みをもたらす作用がもっとも強い物質であり、特に45℃以上の高温下で神経を刺激して、強い痛みを生む。ところが、がん活性が低下すると、ブラジキニンの分泌量が減り、痛みを感じなくなるのだ。

私は、温熱療法によってがんが消滅しつつあることを実感した。その感覚を裏付けるように前立腺がんの腫瘍《しゆよう》マーカー値が次第に下がった。この段階で「手術拒否」という選択肢はなかったが、摘出したがんの組織を調べれば、温熱療法の効果が確認できると思った。

前立腺の全摘手術を受けた私に、主治医は「がん病巣《びようそう》は全部摘出したので、再発の心配はほとんどありません」と言った。その時の私の最大の関心は、摘出したがん組織だった。手術からほどなくして病理組織検査の結果が主治医から伝えられた。「がんの組織はかなり壊死《えし》していたとのことです」。やはり温熱療法には、がん細胞を殺す能力があるのだ。

がんを見つける不思議な方法

1997年は、私にとってまさに「運命の年」だった。

がんを宣告され、治療のために温熱療法を行い、その効果を確認することができた。そして退院2週間後に、友人に勧められて、東京都千代田区の日本教育会館で行われた講演会に行き、不思議な診断法を目の当《まあ》たりにした。講師は、ニューヨーク医科大学教授の大《おお》村恵昭《むらよしあき》博士であり、演題は、彼が創案したO－リングテストという診断法だった。O－リングテストは、正式には「バイ・ディジタルO－リングテスト（Bi-Digital O-Ring Test：BDORT）」という。大村博士は「このBDORTで、CTやMRIなどの通常の画像検査では発見できないがんが発見できます」と断言した。

現代の医療に関わっている者で、この言葉をスムーズに受け入れる者はいないだろう。

大村博士は、横浜市立大学医学部と早稲田大学理工学部に同時に通い、医学と電気工学を修めるという偉業を成し遂げた人物だった。１９５９年に渡米し、１９６５年にコロンビア大学で心臓の研究によって博士号を取得した医学者であり、科学者である。

しかも８００人入る会場は満員であり、Ｏ－リングテストに対する関心はかなり高そうだった。私は、〝とりあえずＯ－リングテストを頭から否定するのはやめよう〟と心に決めた。

大村博士は、ひと通りの講演を終えた後、「これからがんのスクリーニングの実演を行います。希望者は一列に並んでください」と言った。私は、がん手術後の自分がどのような診断を受けるのか興味があったので、10人ほどの希望者の列に並んだ。

ここで私は、Ｏ－リングテストの手技を目の当たりにした。被験者から３ｍほど離れたところに医師らしい男性が立ち、左手に何かを持ち、同じ左手に持ったレーザーポインターで被験者にレーザー光線を当てる。そして右手は、親指と人差し指でＯＫサインのような輪をつくっている。これが「Ｏ－リング」なのだろう。そして大村博士は、このＯ－リングを両手の指で引っ張っている。レーザーの照射部位はどんどんと移動し、大村博士の作業も小刻みに続けられ、わずか数十秒で、博士は「異常ありません」と被験者に告げる。

これでがんが見つかるというのか？　私は、その光景に困惑を隠せなかった。

そして私の番が来た。私の掌《てのひら》にレーザーが照射されたとたん、男性のＯ－リングに向かっていた大村博士が「がんの反応があります。詳細にチェックします」と厳しい口調で言い、再びチェックを開始した。私もさすがに緊張した。私の体表をレーザーがはい回る。そして下腹部に到達した時、大村博士は「そこにがんがあります」と得意げな表情で言った。それはまさに2週間前に手術した部位である。私は困惑した。病歴どころか名前も何も知らない私の前立腺がんを、大村博士はO－リングによって言い当てたのだ。

この事実をどう考えればよいのか？

O－リングテストが正しいなら、私のがんはまだ完全には摘出されていないことになる。O－リングテストがいかさまなら、私の前立腺がんを発見することはできない。O－リングテストにはがんを探り当てる能力があり、私には、まだがん細胞が残っているということだ。

私は早速、東京女子医大でCT検査をしてもらったが、何の異常も発見されなかった。しかし、そのCT画像をホテルに滞在していた大村博士に見てもらうと「手術した周辺にまだがんの反応が認められる」と言った。

不思議な検査法を学ぶ

CT検査の後、改めてO－リングテストについて考えてみた。「がん病巣を摘出しても、その周辺にがんのエネルギーのようなものが散乱し、正常細胞をがん化する」という仮説を立て、私の下腹部には、がん腫《しゅ》には至らないがんのエネルギーがあり、それをO－リングテストが検知したと理解した。

私は、自《みずか》らが体験した「事件」によって、O－リングテストを無視できなくなった。再発の危険性を確認するという意味も含め、私は、O－リングテストの勉強をしてみることにした。

大村恵昭博士は、ニューヨーク在住であり、日本のBDORTの本部である日本バイ・ディジタルO－リングテスト協会は、福岡県久留米《くるめ》市にある。O－リングテストを学ぶためには、久留米まで行かねばならなかったが、私は、時間を見つけては久留米に通った。

そして1998年3月に東京女子医科大学を定年退職した私は、横浜駅近くに個人クリニックを開設し、念願だったがん治療の研究を本格的に開始した。

診断のための武器は、必死にトレーニングを続けてマスターしたO－リングテスト。そして治療のためのもっとも有力な武器は、三井兎女子さん伝授の温熱療法である。それに加えて、サプリメントの勉強も精力的に行い、がんに効《き》く可能性のあるあらゆるものを試した。

それまでの成果を、『遠赤外線と医療革命』『苦しくないガン治療革命』(ともに冬青社)などの書籍として出版したこともあり、横浜のクリニックには、現代医学のがん治療を見限った患者さんや専門医に見捨てられた進行がんの患者さんが数多く訪れるようになった。

マイクロ波でがん細胞を殺す機器

クリニック開業から2年半後の2000年末、私のクリニックに、「発明と発見の会」会長の市川雅英《いちかわまさひで》さんが訪れた。その少し前に知り合いになった市川さんは、電気工学の技術者であり、発明家としてさまざまな発明をモノにしてきたという。

市川さんは、2台の小型装置を持参していた。「これは、マイクロ波によって活性酸素を消し去って、がん細胞を殺す装置です。研究してみてくれませんか」と言った。私が、がん治療を志す医師であることを知り、私に臨床実験をしてほしいというのだった。

一般的に周波数300MHz《メガヘルツ》〜300GHz《ギガヘルツ》(30万MHz)の電磁波をマイクロ波と呼ぶ。マイクロ波は、テレビ放送や携帯電話の通信に利用され、電子レンジにも使われている。電子レンジは、マイクロ波を食品に照射することで、食品内の水分を温める効果があるから、がん細胞を温めて殺すことも十分にありうるだろうと私は解釈した。

「2台の装置の間に患者さんが座り、患部にマイクロ波を照射すると、数秒間でがん細胞が死滅します」と市川さんは言った。「分かりました。しばらく預からせてください」。私は、そう即答した。遠赤外線温灸器は、がん治療で効果を発揮したが、がんを一刀両断にするほどの威力はなかった。さらに効果的な治療法が、私はほしかったのだ。

医療機器を研究することの恐ろしさは私にも分かっていた。電子レンジは人体に有害であるという指摘は多くの専門家がしていた。人体に照射する前に、基礎実験を十分に行う必要があり、手間も経費も恐ろしくかかる。まともな医師なら躊躇《ちゅうちょ》なく断る申し出だ。

いや、それ以前に、この小さな装置で電磁波を照射するだけで、がんが数秒で死滅するなどということを、まともな医師ならば信じない。現代医学は、最先端の科学・医学を駆使したさまざまな治療術を投入しながら、がんに敗退を続けているのだ。

しかし、私は、万に一つの奇跡があるかもしれないと思ったのだ。

がん細胞を瞬時に自殺に追い込む作用

私は、マウスによる安全性テストを皮切りに、犬での実験、人間のがん培養細胞株による実験などを重ねた。その結果、危惧《きぐ》していた有害性は一切確認されず、がん細胞が減少する効果は確認された。

さらにヒト大腸がん培養細胞株（ＬｏＶｏ）にマイクロ波を照射した後、組織検査を行う実験を東京大学医科学研究所の協力を得て行った。その結果、当初、１万個だったがん細胞は、照射３日後には死滅し、がん細胞のＤＮＡの断片化が認められた。ＤＮＡの断片化とは、遺伝子の本体である細長いＤＮＡを細胞自らが、短く切断し、細胞が死ぬことだ。

これは、「細胞の自殺」と表現され、専門的には「アポトーシス」と呼ばれる。つまりがん細胞が、マイクロ波を照射されると、自殺に走るということだ。これに対して、正常な細胞株にマイクロ波を照射しても、死滅した細胞はなかった。少なくとも試験管内では、マイクロ波は、がん細胞を死滅させ、正常細胞には一切の害をもたらさなかったのだ。

そこで私は、以前から交流があったアメリカのテキサス州ヒューストンのベイラー医科大学に、基礎研究を依頼した。ベイラー医科大学は、全米トップ10に入る名門医大だ。

ベイラー医科大学で行われた実験でも、マイクロ波照射の直後にがん細胞のアポトーシスが起こった。また正常細胞にマイクロ波を照射しても何ら異常は確認されなかった。

がんが消え、再発の兆候もなし

そこで私は、２００１年秋に、私自身にマイクロ波を照射した。発生装置の前に座って、マイクロ波を自分の腹に当てた。すると腹部の奥のほうにポワッと柔らかい温かみが広がり、とても心地よかった。これを何日も繰り返したが、異常は確認されなかった。

そこで私は、数名の末期がんの患者さんに同意を得て、本格的な臨床治験を開始した。マイクロ波を照射し、そのつど、共鳴反応検査でがん活性の変化と患者さんの反応を観察した。

そんな頃、65歳の安川佐紀子さん（仮名）が来院した。咳《せき》が止まらないので、検査をして、肺がんが発見されたと言う。安川さんは、私の患者さんの知人で、私の治療の内容を聞いていた。そこで私は、安川さんにマイクロ波照射療法を提案した。安川さんは、まだ進行がんではなかった。彼女は、「手術や抗がん剤で苦しんだ挙げ句に再発なんて嫌です。どうなってもよいからそのマイクロ波の治療をしてください」と思い切ったことを言った。

そこで治療を開始したが、どれだけの時間と頻度《ひんど》でマイクロ波を照射すればよいかは、勘《かん》に頼るしかなかった。安川さんの体感を尋ねながら、１回の照射秒数を調整し、頻度《ひんど》を増減させながら、毎日マイクロ波を照射した。すると1週間後にがん活性は減少し始め、ずっと煩《わずら》わされていた咳が止まった。そして、３週間後にがん活性が消滅した。この状態が何を意味するのか？　１週間後に総合病院での検査があるというから、その結果を待った。

「わずかな陰影を残すだけで、大幅に改善したと言われました」。検査結果を報告しに来てくれた安川さんは、そう言った。やはりマイクロ波は効果を示した。そして3ヵ月後、CT検査で残存陰影はすべて消えたことが確認された。

そしてそれ以降、安川さんにがんの再発の兆候はまったくみられなかった。マイクロ波が肺がんを治したのである。ようやく勝利の喜びが、胸の奥から込み上げてきた。

▶CEATのがん治癒率（主な臓器の治癒率と全がん協5年生存率との比較）

がんの部位	総数（人）	進行度別患者数（人）		完治（人）	治癒率（%）	全がん協5年生存率（%）
肺がん	518	前期	374	307	82.0	76.4
		後期	134	57	42.5	11.9
食道がん	52	前期	42	33	78.6	72.3
		後期	10	3	30	21.2
乳がん	714	前期	583	579	99.3	98.0
		後期	131	52	39.7	66.9
胃がん	410	前期	209	143	68.4	93.9
		後期	201	130	64.7	21.3
大腸がん	403	前期	196	185	94.4	94.1
		後期	207	134	64.7	57.2
肝臓がん	68	前期	44	37	84.1	49.9
		後期	24	11	45.8	10.0
膵臓がん	83	前期	38	26	68.4	23.6
		後期	45	4	8.8	2.4
子宮がん	212	前期	159	140	88.1	91.7
		後期	53	30	56.6	49.7
卵巣がん	262	前期	209	188	90.0	86.0
		後期	53	32	60.4	38.3
前立腺がん	491	前期	433	433	100	100
		後期	58	57	98.3	81.8
膀胱がん	52	前期	38	33	86.8	82.7
		後期	14	10	71.4	37.5
原発不明がん	29	前期	28	28	100	—
		後期	1	1	100	—

＊CEATにおける「完治」は、がん活性が長期的（5年以上）に消滅し、一切の治療を施すことなく、がんの再発が確認されない状態をいう。
＊全がん協（全国がんセンター協議会）の生存率は、「2007〜2009年症例（5年生存率）」のデータを当方で計算したもの。罹患5年後に生存している患者の率を示している。全がん協は、国立がん研究センター、がん研有明病院、都立駒込病院、北海道がんセンター、大阪国際がんセンター、四国がんセンター、九州がんセンターはじめ、がん専門の32の医療機関が加盟する。

第2章

見えないがんを見逃さない

「余命半年」からの完治

神奈川県在住の自営業の村田友也さん（仮名）は、51歳だった2011年3月に市の定期検診で肺がんの疑いが指摘され、総合病院で精密検査を受けた。すると右肺に小細胞肺がんが確認された。小細胞肺がんは、がん細胞が小さく、進行が速い厄介ながんだ。

しかも右鎖骨《さこつ》リンパ節への転移も発見された。主治医は「進行度は、周辺への転移があるステージⅢbです。遠隔転移はありませんが、手術はできません」と言った。

ところが組織検査では扁平上皮《へんぺいじょうひ》がんと診断された。扁平上皮がんは、肺がんの約30％を占めるがんだが、主治医は「小細胞がんと扁平上皮がんの混合型」と診断したという。

そこで抗がん剤による化学療法を4回受け、その後、11年6月末まで放射線治療を33回受けた。しかし抗がん剤と放射線の副作用が強く、中止せざるをえなかった。

この段階で主治医は「余命半年」と宣告した。

村田さんは、がんに関する書籍を数多く読んでおり、私が前年に出版した書籍も読んでくれていた。そして打つ手がなくなったことを悟り、私のクリニックに予約を入れ、11年9月1日に来院した。

早速、共鳴反応検査を行うと、胸部全体にがん活性を認めた。主治医の診立《みた》て通り、がん活性はかなり強い。そこでその日から胸部へのマイクロ波照射療法を開始した。

12年1月に総合病院で撮影した胸部X線写真では、右肺がんも右鎖骨リンパ節転移巣も消えていたという。「異常なしと言われました」と村田さんは嬉《うれ》しそうに報告してくれた。それは奇《く》しくも、総合病院で宣告された「余命」が終わるはずの時期だった。

そしてマイクロ波照射を36回行った2012年2月14日にがん活性は消失した。

マイクロ波照射の成果は、現代医学的にすぐには確認できない例が多い。がん活性の消失が確認されても、CT画像やMRIは逆にがん腫が大きくなっているかのような画像が見られたり、腫瘍《しゅよう》マーカーが上昇したりする例も少なくない。村田さんのX線写真は、マイクロ波照射の成果が、現代医学的に明瞭《めいりょう》に確認された典型例だった。

がん活性がないのに「再発」という診断

ところが約2年半後の2014年7月28日に総合病院で撮影した胸部のPET－CT画像で、転移を疑うべき陰影が発見され、主治医から「再発」と言われた。

村田さんは、そのことを私に伝えてくれた。私は、村田さんの共鳴反応検査を定期的に行っており、がん活性は一切確認していなかった。共鳴反応検査でがん活性がない患者さんにがんが発症した例を、私は確認していない。私は、「がん活性がないのだから、そのまま放置してください」と村田さんに言った。彼は、私を信じ、「再発」を放置してくれた。

さらに7ヵ月後の2015年2月にも総合病院で「再発」と言われた。しかしがん活性は確認できないので、「そのまま放置」を勧め、村田さんはそれに従ってくれた。

がんからの回復期に腫瘍マーカーが上がったり、画像に変化が現れたりする例は、村田さん以外にも私はたくさん経験している。腫瘍マーカーが上昇する例は、進行がんに多い。がん活性が消失した後に、がんに侵《おか》された組織が、自然治癒《ちゆ》力で回復する間にも腫瘍マーカーが上昇する傾向があるのだ。

案《あん》の定《じょう》、その後も村田さんに異常は発生せず、2016年2月9日の総合病院での検査でも問題はなく、PET－CT画像で再発がんの陰影は消えていた。村田さんは、私の共鳴反応検査の結果を信用してくれたので、抗がん剤や放射線の害は及ばなかった。

細胞の遺伝子が「がん活性状態」になる

共鳴反応検査は、医学・医療の常識を超える検査法であり、私自身、大村恵昭《おおむらよしあき》博士から治療済みのがん腫を指摘されなければ、興味を持つことすらなかったかもしれない。

共鳴反応検査とその原型であるＯ－リングテストを語るためには、まず「がん化」と「がん細胞」とは何かについて語る必要がある。

私たちの身体を構成する細胞でありながら、身体のコントロール下から逸脱《いつだつ》し、異常な増殖力を持ってしまったのががん細胞だ。身体のコントロール下から逸脱する原因は、正常な細胞の中にある遺伝子の変異だ。１つの細胞の細胞核には２万個以上の遺伝子があるが、細胞のがん化と関わりがあるのは、細胞の増殖を推進する増殖遺伝子のグループと細胞のがん化を防ぐがん抑制遺伝子のグループの２つの遺伝子グループだ。

増殖遺伝子グループは、身体の要求に応じて細胞を増殖させ、必要を満たしたら増殖を停止させる。しかし増殖遺伝子が変異すると、ひたすら増殖を続けるがん遺伝子になる。

一方、がん抑制遺伝子は、がん抑制タンパクをつくり、変異してしまった遺伝子の傷を修復したり、修復不能な細胞をアポトーシスに誘導したりする役割を担う。不良遺伝子の見張り役であり、粛清役《しゅくせい》だが、その機能に支障が出ると他の細胞のがん化を抑制できなくなる。

がん遺伝子とがん抑制遺伝子としてはさまざまなものが発見されているが、正常細胞の２万個の遺伝子のうち、わずか10個前後が変異することで、がん化することが確認されている。そしてこの「がん活性状態」は、がん遺伝子が、がん細胞を増やすためのエネルギー（活性）を発している。これが「がん活性（Cancer Energy）」だ。がん活性が高まると周囲の細胞にも及び、正常だった遺伝子が、がん遺伝子になってしまう。

通常のがん検診で発見されるがん腫瘍は、直径1㎝、重量1gとされる。この時のがん細胞の数は、およそ10億個だ。これに対して、共鳴反応検査では、がん細胞、がん活性細胞が1000個、100個といったレベルで検出ができると考えている。

「科学的な理屈」以上に重要な「偽りのない実績」

最先端の医学・工学技術を駆使しても、がん細胞が億単位にならなければ発見できないということは、現代西洋医学の限界を示している。大きな注目を集めたPETも、早期がんの発見は期待しにくいことが明らかになり、腫瘍マーカーも、前立腺《ぜんりつせん》がんの腫瘍マーカーであるPSAなどごく一部を除いては、病状把握の補助手段にすぎない。PSAも、がん以外の要因で数値が高くなる例も多く、悪性腫瘍か良性腫瘍かの診断も難しい。

がんが発見された場合でも、転移がんの場合、どこから転移したがんかを特定しないと治療が開始できない。転移巣だけを治療しても、元のがん（原発巣）を放置していれば、元《もと》の木阿弥《もくあみ》だからだ。たとえば、胃がんが肝臓に転移した場合、肝臓にがん腫《しゅ》が見つかっても、病理組織検査で胃がんの性質を持っていることが判明し、原発部位が分かる例が多い。しかしそれでも数％は分からず、患者さんは検査漬《づ》けを強《し》いられる。これが、原発不明がんだ。

最先端の医学・科学にできないことはあきらめるしかないというのは、一見、理屈が通っている。最先端でできないことを「我々にはできる」などと主張する者は嘘《うそ》つきかペテン師に違いないという見解は、多くの場合、間違っていない。ただし、最先端とされる医学・医療で不可能とされていることを高い確率で可能にしている例は、多くはないが、存在する。ここで重視するべきなのは実績だ。

高い確率で現象が起こっているにもかかわらず、それが、現代の科学では説明がつかないという理由で「非科学的だ」と断じる科学者は多い。しかしこれこそまさに非科学的な態度だ。科学は、それまでは説明のつかなかったような現象を発見し、それがなぜ発生するのか、その要因を検証することで進歩してきたのだ。

私は、共鳴反応検査は、現代西洋医学の最先端の診断技術よりはるかに高精度のがん診断方法だと断言できる。原発不明がんで途方に暮れるたくさんの患者さんたちの原発部位を共鳴反応検査で特定し、治癒させてきたからだ。

「異常があると筋肉が緩《ゆる》む」という現象の発見

まず共鳴反応検査とその原型であるO－リングテストについての科学的な解説のために、この検査法の経緯と歴史を簡単に語ることにしよう。

共鳴反応検査の端緒《たんしょ》を開いたのは、アルバート・エイブラムス（Albert Abrams）だ。

1863年にサンフランシスコの裕福な商人の家に生まれたエイブラムスは、ドイツ最古で、世界トップレベルと評されたハイデルベルク大学の医学部に入学した。そしてなんと19歳で、彼はハイデルベルク大学医学部を卒業した。さらにロンドン、ベルリン、パリ、ウィーンというヨーロッパの大都市の名門医科大学の医学研究科で学んだ。しかも彼は、医学のみならず物理学などの科学全般に通じる努力を重ねた。

潤沢な教育資金が投じられた優秀な医学者アルバート・エイブラムスは、アメリカに帰国した時点で注目の的となった。これだけの学歴を持つ医師は、当時のアメリカには珍しかった。それゆえに26歳でカリフォルニア州内科学会副会長に選任され、30歳でクーパー医科大学診断学の教授に就任し、サンフランシスコ内科外科学会会長に選任された。若くしてこうした要職を歴任した後に名門スタンフォード大学の教授に就任した。

さまざまな面で高い評価を得ていたエイブラムスが、殊《こと》に自信を持っていたのは、診断術だった。そして彼がとりわけ重視したのは打診だった。

近年、医師の診断は、画像診断や血液検査に依存しているが、かつての内科医は、患者の身体に掌《てのひら》を置き、もう一方の手の指で手の甲を軽く叩き、そこで発される打診音に耳を傾けた。乾いた音は正常な打診音であり、鈍い音がする部位には病巣が存在する。乾いた音は、周辺の筋肉に張りのある状態であり、鈍い音は、臓器などの異変によって筋肉が弛緩《しかん》した状態だ。

ある日、エイブラムスが、患者の打診を行っていた時、他のスタッフによって偶然、X線装置のスイッチが入れられた。その瞬間、患者の腹部打診音が鈍くなったことに彼は気づき、X線が患者の身体に到達し、身体が反応したのだと考えた。電磁波の一種であるX線が身体に達し、筋肉に何らかの作用を及ぼしたということだ。彼は、人体は周囲のさまざまなものからの影響を被《こうむ》り、その影響を筋力の低下によって把握できるのではないかと考えた。そこで人体は、何によって、どのような影響を被るのかを調べる実験を重ねた。

葬り去られた天才医学者の発見

研究を重ねる中で、エイブラムスは、健康な被験者と疾患《しっかん》を持つ被検者を導線でつないだ時、健康な被験者の上腹部の打診音が、患者の打診音と同様に鈍い音になることに気づいた。彼は、この信号は電気的あるいは電子的な波動であると考えた。

さらに患者から採取した病変組織を、同じ患者に近づけながら上腹部の打診音を調べると、音がきわめて鈍いものになるという現象も確認した。

エイブラムスはこれらの発見から、「人体の組織も含め、すべての物質は、電子的な波動を放射しており、その電子的な波動は、空間や導体を伝わり、人体内に至り、筋力を左右し、腹部打診音に反映される」と考え、これを「エイブラムスの電子反応」として発表した。

さらにエイブラムスは、「症状によって波動には周波数的な特性があり、病的な波動を調整すると症状が改善する」として治療法も提案。そして、この原理に則《のっと》って診断と治療が行える装置も開発した。そしてこの診断法と治療法を「エイブラムスの電子反応(Electronic Reaction of Abrams)」から「ＥＲＡシステム」と名付けた。

ところが、当時の医学界は、こうした理論や診断・治療装置を「科学を冒瀆《ぼうとく》する大嘘」と決めつけ、エイブラムスが、１９２４年に61歳の若さで気管支肺炎で急死してしまうと、彼の業績を抹殺《まっさつ》した。彼の開発した装置は、「小学生並みの幼稚さ」と酷評され、医学界でエイブラムスを評価する言葉を発することはご法度《はっと》となった。

アプライド・キネシオロジーの誕生

しかし、彼の「秘儀」を密《ひそ》かに後世に伝える集団があった。カイロプラクティックを行うカイロプラクターたちである。

骨格構造を整えることを中心に病気や不調を改善するカイロプラクティックは、カナダ生まれのアメリカ人、ダニエル・デビッド・パーマー（Daniel David Palmer）が１８９５年に創始した。パーマーは、近代医学の学者たちとはまったく異なる角度から人体を観察し、その成果をエイブラムスと共有していたとされる。パーマーは、エイブラムスより18歳年長だが、２人は、互いの研究に関心を抱き、成果を伝え合っていたという事実が、近年、確認され始めた。

そしてエイブラムスが世を去って40年を経た１９６４年、当時のカイロプラクティックの指導者的存在であり天才カイロプラクターと評されたジョージ・グッドハート（George Goodheart）が、アプライド・キネシオロジー（Applied Kinesiology）というカイロプラクティックの検査法と治療法を発表した。

アプライド・キネシオロジーは、日本語に訳すと「応用運動機能学」となるが、身体の異常を診断するために筋力テストを行う点にもっとも特徴がある。身体のどこに機能障害があるかを知るために、機能障害に関連する筋肉の力を評価する。また身体の各部位を圧迫して、筋力の変化を確認し、どの筋肉が弱いかによって、障害を探り当てる。ご存じのように神経は、体内の各部位の状態を感知するセンサーであり、筋力は神経と直結しているので、障害についての情報を筋肉が教えてくれるのだ。

そして筋肉は、身体各部位の機能障害に関連しており、体表から刺激を加え、その刺激に対する反射によって神経の働きを正常化させると、筋力が回復し、障害が改善されると説く。

アプライド・キネシオロジーには、診察法と治療法が含まれるが、診察法のユニークさと的確さが特に評価され、カイロプラクティックの手技の主役のひとつとなった。

アプライド・キネシオロジーは、「エイブラムスの電子反応」に通じる。打診音は、筋力を反映し、筋力は神経と直結し、身体の各部位の状態は神経情報に反映される。

敏感で疲れにくい指の筋肉で行う精密検査

そしてこのグッドハートのアプライド・キネシオロジーに興味を抱き、その信憑性《しんぴょうせい》を確認し、診断法として完成度を高めたのが、大村恵昭博士だった。「人は体内に何らかの問題があると筋力が弱まる」ということを原理の基本とし、さらに病的な部位に指や棒などが触れると、筋力はさらに低下することをO－リングテストは活用する。

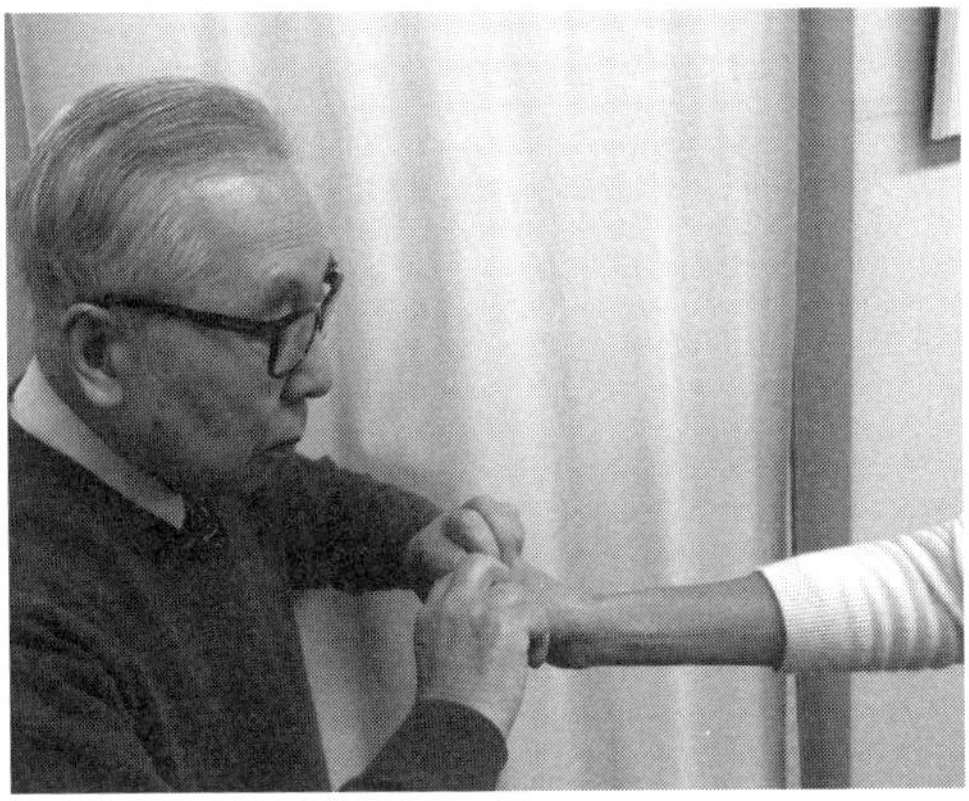

指の筋力反応で体の異常を検知する

　まず、筋力検査の対象を手の親指ともう1本の指でつくるO－リングにした点が大きな改良だ。指の筋肉は、もっとも疲れにくく、脳神経系と直結しており、もっとも繊細なのだ。

　すでに述べたように、アプライド・キネシオロジーとO－リングテストの基本原理は、「人は体内に何らかの問題があると筋力が弱まる」ということだ。そして病的な部位に指や棒などが触れると、筋力はさらに低下する。病的な部位とは、患部そのものだけではなく、その患部と密接な連係を持つ部位も含まれる。たとえば、中医学（中国伝統医学）で経穴《けいけつ》（ツボ）といわれるものは各臓器との連係を持っている。大村博士は、中医学の経穴などを手掛かりに、臓器と連係を持つ体表の部位を探り、これらを「臓器代表点」と総称した。彼は、さまざまな疾患を持つ患者たちの筋力のチェックを行い、体表の臓器代表点を丹念に探った。たとえば、肝臓が弱っている時、肝臓の臓器代表点に軽く触れるだけで、筋力は弱まる。それゆえO－リングが開いてしまう。

アプライド・キネシオロジーは、臓器や骨格などの体内の異常を検知し、治療のターゲットを特定する。筋力テストの目的は、体内の異常を知ることである。しかしO－リングテストでは、食品や薬剤の適・不適の判定など、体外の物質の評価も可能とされる。たとえば、農薬がたっぷり入った野菜やタバコなどを手に持つと、筋力が低下する。タバコを持った時と持たない時とでO－リングテストを行うと、呆《あき》れるほど明確にその差が分かる。

生体はきわめて高精度のセンサーであることを活用し、体内の状況も、体外の物質が体に与える影響も、身体に尋ねて回答を得られるのがO－リングテストである。しかもその回答は、漠然《ばくぜん》としたものではなく、きわめて精密なチェックを経た回答なのである。

アメリカで特許を認められた「O－リングテスト」

このようにして大村博士は、アプライド・キネシオロジーの真偽の検証からスタートして、O－リングテストの完成度を高め、1978年に研究成果に関する論文を発表した。そしてこの技法に「バイ・ディジタルO－リングテスト（BDORT）」という名前をつけ、1981年にBDORTの論文を発表した。

そしてなんと、アメリカ合衆国特許商標庁（USPTO）への特許申請を1985年に敢行した。特許商標庁は「あまりに突拍子もなく、これまでの医学的常識では考えられない内容であり、真実とはとても思えない」と酷評した。社会常識に則した見解と言えるだろう。

しかし大村博士は、めげることなく、それ以降にも申請を行った。これに対して、特許商標庁は、拒絶するのではなく、「十分な科学的、臨床的な証拠を提出するように」と努力目標を示した。多くの科学者や医学者が、個別の検証において、まったく同様の結果になる証拠を特許商標庁は求めたのだ。大村博士は、科学者、医学者に「証拠」を募り続けた。

Bibliographic data: US5188107 (A) — 1993-02-23

In my patents list　Report data error　Print

Bi-digital O-ring test for imaging and diagnosis of internal organs of a patient

Page bookmark	US5188107 (A) - Bi-digital O-ring test for imaging and diagnosis of internal organs of a patient
Inventor(s):	OMURA YOSHIAKI [US] +
Applicant(s):	OMURA YOSHIAKI [US] +
Classification:	- international: ***A61B10/00; A61B5/00;*** (IPC1-7): A61B5/00
	- cooperative: **A61B10/00; A61B5/00; A61B5/411; A61B5/415**
Application number:	US19900479195 19900213
Priority number(s):	US19900479195 19900213 ; US19870113394 19871022 ; US19850785495 19851008

Abstract of US5188107 (A)

Translate this text into

Select language　patenttranslate powered by EPO and Google

A method of imaging an internal organ of a patient for purposes of medical diagnosis, where a patient forms an O-ring shape with one of hands by placing the fingertips of his thumb and one of his remaining fingers together and a sample of tissue of an internal organ is placed on the patient's other hand, and the patient's internal organ is non-invasively externally probed with a probing instrument. The internal organ is the same type of organ as that of the sample. Simultaneously a tester attempts to pull apart the O-ring shape by means of the tester placing his thumb and one of the remaining fingers of each of his hands within the O-ring shape of the patient to form interlocking O-rings and pulling the thumb and the finger of the patient apart due to an electromagnetic field of the tissue of the sample interacting with an electromagnetic field of the internal organ being probed and this interaction is detected by the ability to pull apart the O-ring shape thereby permitting imaging of the boundaries of the internal organ being probed.

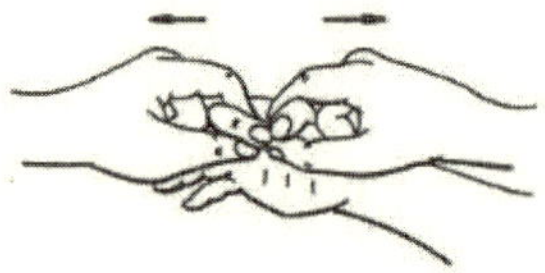

Sitemap　Accessibility　Legal notice　Terms of use　Last updated: 26.04.2017　Worldwide Database　6.2.7; 93p

バイ・ディジタルＯ－リングテスト（BDORT）の特許に関し、アメリカ合衆国特許商標庁が発行した書誌データ。「患者の内臓の診断に使われる」と明記されている（1993年2月23日付）

そして1987年の2回目の申請、1990年の3回目の申請を経て、最初の申請から8年後の1993年にバイ・ディジタルO－リングテスト（BDORT）をアメリカ合衆国特許商標庁は特許と認め、大村恵昭博士に特許権を与えた。

BDORTは、生体のメカニズムを活用する技術であり、生体を使用した特許は、アメリカ初であるとともに世界初だった。特許商標庁にとっても慎重な検証が必要な新領域であり、先例のない領域でのUSPTOの特許の付与は画期的と言えた。

これを受けて93年、第1回バイ・ディジタルO－リングテスト国際シンポジウムが、早稲田大学井深大《いぶかまさる》記念ホールで開催された。井深大記念ホールは、ソニーの創業者、井深大会長が母校に寄進し、1991年に開館した。井深さんは、早くからO－リングテストに注目し、この国際会議を井深大記念ホールで開催することに関して便宜《べんぎ》を図《はか》ってくれたという。そして井深さん自身も来賓《らいひん》として会議に参加した。そして彼は、次のように明言したという。

「21世紀を目前に控え、我々にはパラダイムシフトが必要です。バイ・ディジタルO－リングテストはその可能性を見せてくれています。また、『心』や『気』の作用があることを含め、多くの事物が相互に関係し合っていることも、バイ・ディジタルO－リングテストは教えてくれます。我々も既存の尺度でなく、広く大きく『心』や『気』の問題を論じていかなければなりません。バイ・ディジタルO－リングテストは、20世紀医学から21世紀医学へのパラダイムシフトに必要です」

ここで、重要な2つのポイントに注目してほしい。

ひとつは、アメリカという国の懐《ふところ》の深さ、生真面目《きまじめ》さである。「あり得ないこと」としか考えられない事象に関する抗弁に、偏見なく聞く耳をUSPTOは持っているのだ。こうした姿勢を、日本の特許庁に期待することは難しい。

そしてもうひとつ注目してほしいのは、O-リングテストの信憑性は、すでに四半世紀前の1993年に、「科学者、医学者たちの真摯《しんし》な検証」によって証明されたことを、USPTOが承認したという事実だ。そして井深大さんは、「その事実を認め、O-リングテストの可能性に期待しよう」と明言したのだ。

ヨーロッパで急速に高まるO-リングテストへの期待

現在、O-リングテストは、世界中で多くの研究者が医学的課題として研究を進め、多くの臨床家が診断・治療に活用している。アメリカで医療にO-リングテストを活用する例は多く、ヨーロッパでも各国にBDORT学会があり、活用例はかなりの数に及んでいる。

2012年、セルビアの政府は、O-リングテストを医学の専門分野のひとつと規定し、ライセンス制度を導入した。セルビアをはじめ旧ユーゴスラビアの国々は、1990年代にユーゴスラビアが実質的に崩壊すると、紛争《ふんそう》が多発し、セルビアはいまだにヨーロッパ連合（EU）への加入を果たせずにいる。医療に十分な予算を投じることができないこともあり、簡便にして正確な診断が可能なＯ－リングテストが、医療現場でフル活用されている。

さらに２０１４年には、そのセルビアで開催された第7回ヨーロッパ統合医療学会(European Congress for Integrative Medicine：ＥＣＩＭ）でＢＤＯＲＴのセッションが設けられ、第12回ＢＤＯＲＴ国際シンポジウムが共同開催された。ＥＣＩＭは、ヨーロッパの25ヵ国が加盟する統合医療を推進するための会議だ。

このＥＣＩＭが、ＢＤＯＲＴを広くヨーロッパに紹介し、ＢＤＯＲＴ国際シンポジウムと共同で開催されたということは、ヨーロッパにおけるＯ－リングテストへの信頼感がさらに高まっていることを意味する。

そして２０１７年2月には、大村博士と日本ＢＤＯＲＴ協会の下津浦康裕《しもつうらやすひろ》会長が、ＥＵのがん対策委員会のロイゼ・ペテルレ委員長の招請《しょうせい》で、ベルギーのブリュッセルにあるＥＵ議会でＢＤＯＲＴによるがんの診断と治療についての講演を行い、Ｏ－リングテストの医学的価値をＥＵ全域に向けて伝えた。

これは、フランスやドイツも含めたＥＵ加盟国が、「Ｏ－リングテストはがんの診断と治療に効果がある」と保証したことを意味する。

ロイゼ・ペテルレ委員長は、スロベニアが、１９９０年代初めにユーゴスラビアから独立した際の初代首相であり、2018年9月には、BDORTのセッションを設けた第11回ECIMが、母国、スロベニアで開催、ヨーロッパでさらに注目が高まった。

こうした国際的な評価とは裏腹に、日本の医学者、科学者の中で、BDORTに理解を示す例は、現在に至っても極端に少ない。

体内から身体周辺にまで電磁気的な情報が発せられている

人体が電子的な波動を放射していることは、すでにエイブラムスが確認していた。これに加えて、人体が、微弱な電磁波を発していることを確認したのが、アメリカの名門、エール大学医学部解剖学教授のハロルド・サクストン・バー（Harold Saxton Burr）だった。彼は、「電気的な作用が病気の発症に関与している」という仮説を立て、研究を開始した。バーは、体表にも電磁気的なエネルギーが放出されていることを微弱な電圧の測定によって確認した。生体が発するエネルギーを古くからヨーロッパでは「オーラ」と呼んだが、バーが測定したのは、オーラと同様に生体が発し、生体を取り囲むエネルギーの場だった。バーは、これを「ライフ・フィールド」と呼び、日本語で「生命場」と訳された。バーは、この生命場を測定し、1973年に84歳で亡くなるまで40年以上研究を続けた。

バーは、「疾患が発生すると、生命場のエネルギーの分布に変化がみられ、体外からその変化を把握することができる」と主張した。体内の情報は、電磁気的な信号によって、外部にも発せられているということだ。そのエネルギー分布の変化がもっとも明確に現れる疾患として、バーは、がんを挙げ、「生命場の測定によって、がんの早期発見が可能である」と明言し、実際にさまざまな部位のがんを患《わずら》う患者の治療で成果を上げた。さらにバーは、身体的な疾患だけでなく、精神的な疾患をも早期に発見し、多くの患者を治療した。

バーは、高齢に至るまで、ひたすら研究を行い、１００本以上の論文を発表しているが、書籍を書こうとはしなかった。世間に大声で「大発見」を語ることなしに、ひたすら専門家たちに理解してもらうために論文を書き続けた。そして自らの死期を予感した１９７２年に生命場に関する最初で最後の著書『Blueprint for immortality』を出版した。「不死の青写真」を意味するタイトルであり、邦題は『生命場（ライフ・フィールド）の科学』（日本教文社）となっている。

バーの主張は、当時の科学者たちを困惑させた。この手の研究が、医学界の主流派に受け入れられることはなく、いまだにバーの研究は、疑似科学の領域に追いやられている。ただし彼の研究成果を評価する弟子たちは多く、患者の治療にバーの研究成果を活用した。

「生命場」によって起こる体内と対外の共鳴反応

私は、がん診断にO－リングテストを応用しながら、さまざまな試行錯誤《しこうさくご》を重ね、バー博士の言う生命場を実感している。まさにすべての人間がオーラ、あるいは生命場を身体の周辺に発している。そしてがん遺伝子やがん標本などを患者さんの身体に近づけると、生命場が反応し、患者さんの神経・筋肉系に影響を与える。この反応は、アルバート・エイブラムスも確認している。

CEATにおける共鳴反応検査では、患者さんはただ立っているだけで、検診者と患者さんの間にメディエーターが立つ。メディエーターは、右手でO－リングをつくり、左手にがんの標本を握り、金属の棒を持つ。そして患者さんの身体の各部位に金属の棒を近づける。この際、金属の棒や左手を患者さんの身体に接触させない。体外に発されている生命場にがん標本と連接している金属棒が入り込むのだ。

もし肺がんの腫瘍の標本を持ち、患者さんの生命場と接触した場合、患者さんに肺がんがなければ、患者さんの神経に電磁気的な変化は発生せず、筋力低下もない。しかし患者さんの体内に肺がんが存在すると、患者さんの生命場に電磁気的変化が見られ、これは、患者さんの神経を強く刺激し、患者さんの筋力を低下させる。そして同時に、メディエーターの生命場にも感電のように電磁気的な変化をもたらし、右手でつくるＯ－リングの握りを弱らせる。このようにがん腫の標本と同じがん腫が体内にある場合に、その両者が共鳴することが、電磁気的な変化を神経・筋肉系にもたらすのである。

アルバート・エイブラムスのＥＲＡやハロルド・サクストン・バーの生命場の理論は、共鳴反応検査のメカニズムをよく説明してくれる。外から生命場に差し込まれたがん標本と共鳴し、がん細胞から体外に発せられる電磁気的な強いメッセージ。これか「がん活性」だ。そしてがん活性を共鳴反応で検出するのが、ＣＥＡＴの共鳴反応検査だ。

10分間の検査で精密検査のはるか上をいく精度

共鳴反応を起こさせる「がんの組織標本」にはさまざまなものがある。

第一にがん遺伝子（オンコジーン）だ。もし体内にがん活性があれば、オンコジーンと共鳴反応が確認できる。しかも体内にどれだけのオンコジーンがあるかも判定できる。１μg（マイクログラム＝10^{-6}ｇ）、１ng（ナノグラム＝10^{-9}ｇ）、１pg（ピコグラム＝10^{-12}ｇ）の量の異なるオンコジーンの納められたプレパラートが用意されている。治療の効果は、１μgのオンコジーンが、1ngに減るといった形で確認できる。

また、各臓器のがん腫の標本を納めたプレパラートでがんの部位を調べる。胃がんの標本プレパラートを胃に近づけた時にO-リングが開けば、胃がんということだ。臓器ごとのがん腫の標本は、白血病のような「血液のがん」も含めて約20種類用意されている。

がんに関する共鳴反応検査の全容は以上である。

体内にがん腫が存在するか否《いな》かを判定し、その量、つまり進行度合いも分かり、さらにどの臓器・部位のがんかも判定する。この一連の診断が10分かからずにできるのが共鳴反応検査だ。検査方法の内容を知らずに来院する患者さんが、困惑の表情を見せるのも無理はない。しかし、血液検査、腫瘍マーカー、CT、MRI、PETとずらりと並べてもできない詳細な検診が、この共鳴反応検査でできるのだ。

共鳴反応検査に関する解説を行う本章の最後に、共鳴反応検査のすごさを改めて感じてもらうために、次の症例を紹介する。

「涙が止まらない原因」が分からない

72歳の山下恵子さん（仮名）は、昔から家族ぐるみでお付き合いしているピアニストだ。

山下さんは、2015年5月頃に左の目の涙が止まらなくなったという。涙は、眼球の斜め上の外側に位置する涙腺《るいせん》でつくられ、涙嚢《るいのう》という袋に溜《た》められ、涙道という通路を通って鼻の方へ流れていくが、必要に応じて、眼球を潤《うるお》して、ほこりを流したり、殺菌したりする。ところが、涙道が狭くなったり、ふさがったりすると、すべての涙が眼球に流れ込み、目に涙があふれ、止まらなくなる。

15年5月に受診した最寄りのクリニックは、腫瘍を疑って、山下さんにがん専門病院を紹介した。15年9月1日に病院で検査を受けたところ、涙腺の少し下に小さな腫瘍が見つかり、それが涙道を狭めていることが判明した。その腫瘍が、悪性か良性かを判断する組織検査が行われ、その検査結果は1ヵ月後の9月末にならないと判明しないと言われた。

ところが15年9月1日から右の目も涙が止まらない状態になり、どうすることもできず、15年9月4日に横浜の私のクリニックを訪れた。

病院で撮った画像では、転移などの異常な状態は確認されず、血液検査にもこの症状と結びつくような所見はなかったという。そこで双方の眼球から数㎝離れたところから共鳴反応検査を開始した。すると涙腺にがん活性が確認され、腫瘍が悪性であることが分かった。良性腫瘍は、共鳴反応検査には反応しない。

次に、この悪性腫瘍が、単独でできたものか、他の臓器から転移したものかを調べる必要がある。そこで全身をくまなく共鳴反応検査で診たところ、なんと子宮と卵巣が原発巣であることが分かった。子宮と卵巣のある下腹部から左の胸、左の頸部《けいぶ》に直線状にがん活性があり、涙腺にまで達していたのである。下腹部から涙腺という遠隔転移が確認されたということは進行がんである。

そこで涙腺から子宮・卵巣に至るがん活性を示す部位にマイクロ波を照射した。15年9月4日から11日まで6回のマイクロ波照射を行ったところ、広範ながん活性はすべて消失した。

15年9月30日、山下さんは、がん専門病院に病理組織検査の結果を聞きに行ったが、担当医は「涙腺腫瘍は良性」と伝えたという。これは、明らかな誤診だった。9月4日の共鳴反応検査では強いがん活性が確認でき、その後のマイクロ波照射によってがん活性が消失したのだ。マイクロ波照射も良性腫瘍には効果を発揮しないことを我々は確認している。

山下さんは、その後も経過観察に来ているが、まったく異常はなく、身体のどこにもがんの反応はない。流涙は、がん活性が消滅した後にもあったが、次第に減少し、15年10月27日に流涙も完全に止まった。

山下さんは、がん専門病院で初診からの担当医に、CEATによる検査と治療について語り、流涙が止まるまでの経緯を語ったという。すると担当医は、「現代医学の限界を感じさせる話ですね」とつぶやいたそうだ。担当医は、正直な人なのだろう。しかし、現代医学の限界を感じ、その限界を打破できる可能性のある診断法が眼前にあるのに、担当医は、それを直視しようとしなかった。

私自身、この検査でわずかながん細胞やがん活性細胞を検知できる理由をつまびらかに語ることはできないが、この検査法が、疑うことなく正しい情報を与えてくれているというおびただしい「証拠」を確認してきた。

第3章

がん活性を消滅させるマイクロ波の威力

がん温熱治療の効果と限界

三井兎女子《みついとめこ》さんの遠赤外線温灸器《おんきゅうき》が、がん治療に効果を発揮することを知り、がんの患者さんの治療に活用し、一定の治療効果を上げていた。三井さんは、「がんは血液の流れの滞《とどこお》りによって発生する病気」と言っていた。指圧や鍼灸《しんきゅう》を修めた三井さんだけに、中医学の理論に則し、温灸器の熱は、皮膚上の経穴《けいけつ》（ツボ）への刺激によって、血液循環をはじめ体内の滞りを改善することでがんを治療することを目指した。ここでは、経穴への熱刺激に加え、熱によって冷えを解消し、免疫力を向上させる効果も加味される。

42℃以上になると死ぬのはがん細胞だけではないが、正常細胞は、高温にしようとしても、血液の循環を活発にして体温を正常に保つので、細胞自体を42℃以上にするのは難しい。一方、がん細胞の血管は、間に合わせの粗悪な血管なので、がん細胞周辺の血管は、活発に血液を循環させることができない。そこで比較的容易に42℃以上の温度になる。

そこで身体を温めてがん細胞を殺そうとするがん治療法がハイパーサーミア（がん温熱治療）だ。現在、医療機関では、サーモトロン－RF8という温熱治療機が利用されている。患者さんは、ベッドに横たわり、30～60分の間、サーモトロン－RF8が8MHzの電波を患部に照射する。８ＭＨｚの電波は、ラジオ波というマイクロ波よりも波長が長い電磁波だ。

サーモトロン－ＲＦ８は、１９９０年に放射線療法と併用で健康保険が適用されるようになり、１９９６年には、化学療法との併用に加え、温熱療法単独でも健康保険が適用されるようになった。しかし残念ながらサーモトロン－ＲＦ８のがん治療効果は、圧倒的とは言えず、放射線療法や抗がん剤による化学療法の補助的な治療法の地位に甘んじている。

がんに効《き》く温熱効果

ハイパーサーミアでは、ラジオ波によって、細胞自体が自己発熱し、後半の約20分間は、42～44℃の温度に至る。ＣＥＡＴのマイクロ波は、体内組織の水の分子を揺り動かすことで温度を上げる。照射時間は、６秒を数回繰り返すのみだ。がん治療におけるマイクロ波の明らかな成果を確認しながら、私は、なぜマイクロ波照射が効くのかをあれこれ思案した。

まずＣＥＡＴにおけるマイクロ波照射療法では、マイクロ波を照射した時、身体の深部でポワッと温かさを感じ、その感覚はしばらく続く。しかもがん活性が強い状況でマイクロ波を照射すると、患部に熱痛を感じる。それは、温熱が、がん細胞を攻撃していることを意味する。殺傷効果まではないとしても、温熱がさまざまな効果を発揮していることは確かだろう。

そのひとつは、温熱刺激効果だ。患部周辺の皮膚や皮下にある経穴（ツボ）に対する刺激、つまり鍼灸効果である。針や灸を施すのと同様の強い刺激をこうしたポイントに与えることで、中医学で言うように免疫細胞や組織細胞の活力、さらには臓器全体の活力をよみがえらせている可能性は高い。

がんの「いのちづな」、新生血管の破壊

がんに伴う出血に対してマイクロ波が効果的であることを私は臨床的に確認している。たとえば、下血を繰り返していた大腸がんや上顎洞《じょうがくどう》がんの患者さんで、マイクロ波照射の直後に下血が止まるといった例が数多くある。血痰《けったん》が出ていた肺がんの患者さんで、マイクロ波照射によって血痰が瞬時に止まるという例も確認している。マイクロ波が新生血管を破壊し、消滅させていることを意味するとしか考えられない。そして新生血管が消滅すれば、がん腫《しゅ》は栄養を得ることができず死滅する。前述の血管新生因子であるたんぱく

質がマイクロ波の熱で破壊されているという可能性もある。

そして、この仮説を支援する貴重な研究結果が、２０１３年にアメリカで発表された。がんの血管新生を研究していたハーバード大学の腫瘍《しゅよう》生物学のラケシュ・ジェイン教授は、がん細胞が増殖するために、近隣の血管に血管内皮細胞増殖因子（ＶＥＧＦ）というたんぱく質を放出することを、突き止めたのだ。

新しい血管をつくるために私たちの体内に用意されたＶＥＧＦは、傷が発生した時、その部位で新しい血管をつくるために分泌されるが、正常な部位では、血管新生抑制因子とのバランスで、太さや長さ、厚さなどを緻密《ちみつ》にコントロールし、正常な血管が生成される。

一方、がん腫は、ＶＥＧＦを正常な血管に振りかけ、血管は、まるで呪《のろ》いをかけられたようにがん細胞専用の新生血管をつくり始める。ただし、がん腫が振りかけるのは血管を増殖させる因子だけで、血管の増殖を抑制する因子はない。そこでできる血管は粗悪で、随所で血液が漏《も》れ出てしまうような不良品だ。それゆえに患者さんには、さまざまな出血がみられる。

マイクロ波を照射することで出血が止まるということは、マイクロ波が新生血管を破壊・消滅させていると考えるのが自然だ。そしてがん細胞の「いのちづな」である新生血管を破壊すれば、がん細胞は生きてはいけない。

酸化によってがんが発症するメカニズム

温熱効果は前提としても、マイクロ波が、がん腫を短時間で消滅させるメカニズムは説明しにくい。そして世界の医学者たちのがん研究の成果と照らし合わせていくと、がん細胞が死滅する理由は、温熱効果だけではないことが次第に見え始めた。

マイクロ波の威力を知るためには、まず、がん化にまつわるさまざまな新事実を語らなければならない。

私たちの身体を構成する約37兆個の細胞のそれぞれに、300個から400個のミトコンドリアと呼ばれる小器官がある。この小器官の総重量は、体重の1割程度を占める。ミトコンドリアのもっとも重要な役割は、エネルギーをつくることだ。私たちが生命を保つためのエネルギーのほとんどが、ミトコンドリアでつくられている。

そのエネルギーは、ATP（アデノシン3リン酸）に蓄えられ、エネルギーを供給するとADP（アデノシン2リン酸）になる。3個のリン酸が、2個になる時にエネルギーが放出される。エネルギーを放出したADPは、ミトコンドリアで再びリン酸を与えられ、ATPになる。これをリン酸化という。

ミトコンドリアでのリン酸化には、酸素を使う方法と酸素を使わない方法があるが、酸素を使う酸化的リン酸化の効率は圧倒的に高いので、ミトコンドリアは、酸化的リン酸化をしようとする。しかし、この酸化的リン酸化は活性酸素を生む。活性酸素は、酸化力の強い物質で、体内に侵入した病原体を殺す武器の役割をするが、正常な細胞をも傷つける。

活性酸素にいじめられ、発がん物質にさらされると増殖遺伝子ががん遺伝子に変わり、がん抑制遺伝子が機能しなくなり、がん細胞が増殖する。ミトコンドリアで酸素を活用してエネルギーをつくる反応も、正常細胞ではうまくコントロールされるが、がん細胞では、酸化的リン酸化の過程で、大量の活性酸素を生むようになる。こうした活性酸素は、周囲の正常細胞を傷つけ、遺伝子変異を強《し》い、がん化しようとする。がん細胞のミトコンドリアがつくる活性酸素が、周囲の正常細胞をがん化する。ＣＥＡＴのターゲットは、がん活性だが、そのがん活性の武器は、多大な活性酸素なのだ。

「還元」によってフリーラジカルを消すマイクロ波

がん化や老化の犯人とされる物質は、「フリーラジカル」と総称される。

これは、「ペアになっていない電子を抱え、非常に反応しやすい原子や分子」のことで、なかなか難解だ。原子において電子は1つの軌道に2個ずつ納まっているが、電子が1つはずれてしまった状態を「不対《ふつい》電子（ペアになっていない電子）」という。この不対電子を持つ原子または分子がフリーラジカルであり、電子がペアになっていないので、電子があると、これを奪う。

ここで重要なのは、「がん化した細胞のミトコンドリアは、活性酸素・フリーラジカルを多く出すようになる」、「活性酸素・フリーラジカルには、周囲をがん化させるがん活性がある」、そして「がん化をもたらす酸化とは、電子を奪う反応」という3点だ。

フリーラジカルががん化の犯人だから、酸化力を奪うことががん化を防ぐことになる。この酸化力を奪う反応を還元という。酸化が、電子を奪う反応だから、その逆の還元は、電子を与える反応だ。そしてマイクロ波は、還元反応を促進する性質を持っているのだ。

私たちの身体の中には、酸化を防ぐ抗酸化物質、つまり還元剤が用意されている。もっともポピュラーな抗酸化物質（還元剤）はポリフェノールやビタミンA、ビタミンEなどだ。こうした抗酸化物質の活性度が高まれば、還元力も高まる。

何が言いたいか分かってもらえるだろうか。マイクロ波によって体内で活性を得た抗酸化物質が、強力な還元力を発揮して、フリーラジカルを亡きものにしている可能性が高いということだ。また、抗酸化物質がなくとも、マイクロ波照射だけで、還元反応が起こるという研究結果まで近年報告されている。

温熱効果によるフリーラジカルのがん攻撃

さらに温熱効果に関しても、驚くべきことが発見されている。

すでに述べたように、がん細胞も、活性酸素を発生させる。活性酸素は酸素分子がより活発に周囲の分子と反応しようとする化合物で、そうした反応によって体内の秩序を乱すことが多い。それゆえに活性酸素は、遺伝子の秩序を乱して細胞をがん化する作用とがん細胞をどんどん増やす作用を併せ持つのだ。

ただし活性酸素は、体温によってそのふるまいが異なる。

がん細胞のミトコンドリアで発生した活性酸素は、がん細胞を攻撃せず、周囲の正常細胞を攻撃する。しかしがん細胞の温度が高くなると、活性酸素は、がん細胞自体を傷《いた》めつける。高温になると、がん細胞の武器であるはずの活性酸素が、がん細胞を攻撃するのだ。

この研究結果は、マイクロ波照射療法が、短時間で効果を発揮することが多いという事実と符合《ふごう》する。マイクロ波の照射によって、活性酸素が還元されて消え去るというプロセスは、がん細胞を増加させないための素晴らしい効果だが、マイクロ波照射を繰り返すことで徐々に進む。これに対して、がん細胞の温度が高くなり、活性酸素ががん細胞自体を攻撃するのに、長い時間は必要ない。マイクロ波照射直後にがん細胞の自爆が起こりうる。これも身体を高温にすることでがん細胞が減少する原因のひとつとされる。

プラズマが、正常細胞を守りながら、がん細胞を殺す

さらに、がん腫を消滅させる主役として注目されているのがマイクロ波によって生成される「プラズマ」だ。

この世のすべての物質は、原子が集まってできている。原子は、プラスの電気を持った原子核とマイナスの電気を持った電子でできており、プラズマとは、原子核と電子が分かれた状態のことだ。水が、温度によって氷、水、水蒸気と変化するように、物質は持っているエネルギーによって固体、液体、気体と変化する。そして、気体にさらにエネルギーを与えると、原子内の原子核と電子が分かれ始め、プラズマになる。私たちが見ることができる自然界のプラズマには、稲妻《いなずま》やオーロラがある。地球上では珍しいプラズマだが、地球も含む宇宙を構成する物質の99％以上がプラズマの状態であり、太陽もプラズマの塊《かたまり》なのだ。

プラズマは、気体を１万℃以上に加熱すると地球上でもつくることができる。このように超高温によってつくられるプラズマを高温プラズマと呼ぶ。

これに対して、高温にせずにつくる低温プラズマも存在する。低温プラズマは、原子核と電子に分かれている比率は低いが、プラズマの性質を持つ。低温でのプラズマ化による発光現象を利用しているのが、蛍光灯《けいこうとう》やネオンサイン、プラズマテレビ（ディスプレー）などだ。

そして21世紀に入る頃からにわかに注目を集め始めたのが、医療におけるプラズマの活用だ。近年の研究の結果、プラズマは、止血や創傷《そうしょう》の治癒、スキンケアなどに効果があることが分かり、プラズマの医療応用が急速に進んだ。

そして今、もっとも注目を集めているのは、がん治療の分野だ。たとえば、２０１２年に名古屋大学の吉川史隆《きっかわふみたか》教授が、プラズマを卵巣がんの細胞に照射し、正常な細胞を傷つけずにがん腫を死滅させた。プラズマで副作用がないがん治療が可能であることが分かったのだ。

ここまでの説明を前提として、ＣＥＡＴとプラズマの関係を語ろう。

まず、プラズマががん細胞を死滅させるメカニズムだ。プラズマを照射されたがん細胞は、アポトーシスを起こす。前述のとおり、アポトーシスとは、ＤＮＡを細胞自《みずか》らが、細かく切断（断片化）し、結果的に細胞が死んでしまう「細胞の自殺」だ。

ベイラー医科大学で行われた実験で、マイクロ波照射によってがん細胞がアポトーシスを起こすことが確認された。しかも死滅したのはがん細胞のみで、正常細胞には一切害をもたらさなかった。がん細胞のみを自殺に追い込み、正常細胞には一切の害がないという結果は、プラズマ照射の結果と同様だ。

これに加えて驚くべき事実がある。マイクロ波には、プラズマを生成する能力があるのだ。低温プラズマの多くは、マイクロ波を気体に照射し、気体を高エネルギーにすることでつくられている。こうした事実を並べた時、どのような仮説が設定できるだろうか？

「人体のがん腫にマイクロ波を照射した時、体内の気体がマイクロ波によってプラズマ化し、がん細胞をアポトーシスに追い込む」という仮説はどうだろうか。

マイクロ波のすごさの秘密はプラズマである可能性

プラズマ自体は、気体や液体と同様に物質を通り抜けることができないので、皮膚の下の臓器にあるがん腫に照射することはできない。しかしマイクロ波は、皮膚や皮下脂肪、臓器の壁を通過でき、体内に気体があれば、プラズマを発生させる可能性がある。

たとえば、血液や体液には、酸素や炭酸ガスなどの気体が溶け込んでいる。そしてマイクロ波を液体に照射することで、液体に溶けている気体からプラズマがつくれることはすでに確認されているのだ。

ベイラー医科大学で行われた実験では、マイクロ波照射の直後にがん細胞のアポトーシスが起こった。前述の名古屋大学の卵巣がんへのプラズマ照射では、約10分間の照射でがん細胞は7割死滅した。このようにスピーディにアポトーシスに追い込む点も、マイクロ波によるプラズマ発生説を支援する。マイクロ波照射療法の「効き」は早く、弱いがん活性ならば、数秒の照射で消える。強いがん活性でも、数分後に弱くなるという現象をしばしば確認している。このスピーディさは、温熱効果では説明しにくい。医療分野のプラズマの研究が急速に進んできたことで、マイクロ波の真価が解明されつつある。

ただし、人体内でプラズマが発生しているか否《いな》かを確認するのは、容易ではない。このプラズマ発生の確認は、今後の最重要課題のひとつだ。

また、もしプラズマ効果が、CEATにおけるがん治療の主要因だとしても、温熱効果による活性酸素の除去や新生血管の破壊効果、温灸効果などを軽視することはできない。こうした多くの作用の相乗効果は確かにあるのだ。

それと同時に、まだマイクロ波の「実力」は読み切れていないことも指摘する必要がある。さまざまな電磁波の周波数帯の中でマイクロ波に分類される周波数帯は、対象物に非常に大きなエネルギーを瞬時に注入できる特徴を持っているのだ。

世界7ヵ国で特許を取得

がんに対するマイクロ波の効果を十分に確認した2003年、私はこのマイクロ波発生装置とマイクロ波照射療法の特許を申請することにした。もし別の人に特許権が付与されてしまったら、マイクロ波発生装置を自由に使うことができなくなる。

日本には、先鋭的な治療法を、諸外国に先んじて、臨床の場で採用しようとする意欲はない。しかしアメリカやヨーロッパが高く評価をすると、日本国内でもスムーズに活用できるようになる。外国での特許権取得は、日本での評価を高めることにもつながるのだ。

そこで私は、マイクロ波発生装置の発明者である市川雅英《いちかわまさひで》さんと話し合い、共同開発者として、日本、アメリカ、カナダ、中国、韓国、イギリス、フランス、ドイツでの特許申請に踏み切った。そしてかなりの年月を要したが、日本以外の7ヵ国で特許が付与された。

日本の特許庁は「同様の特許申請があり、新規性は認められない」と言った。私は、その判断を不服として高等裁判所まで裁判で争ったが、日本での特許取得はかなわなかっ

ヨーロッパ

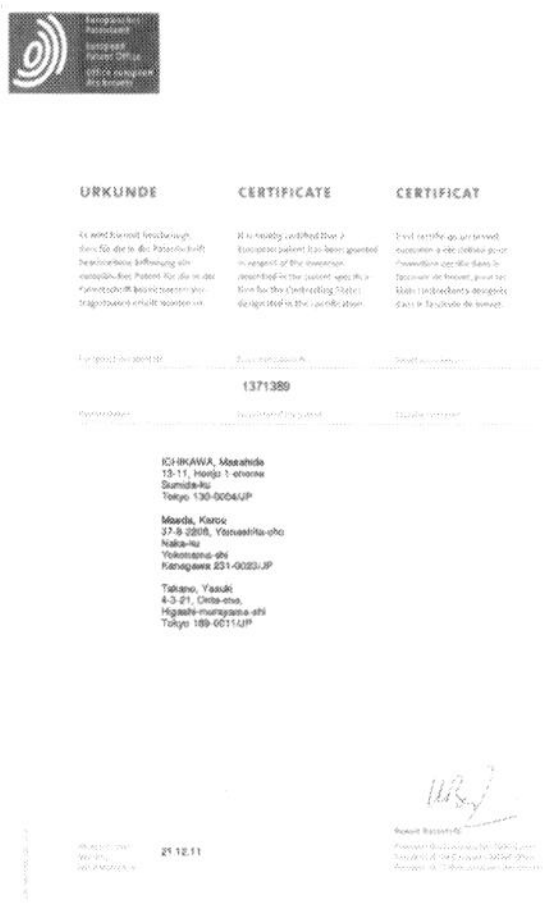
URKUNDE　CERTIFICATE　CERTIFICAT

1371389

ICHIKAWA, Masahide
13-11, Honjo 1-chome
Sumida-ku
Tokyo 130-0004/JP

Maeda, Karou
37-8-2208, Yamashita-cho
Naka-ku
Yokohama-shi
Kanagawa 231-0023/JP

Takano, Yasuki
4-3-21, Onta-cho,
Higashi-murayama-shi
Tokyo 189-0011/JP

21.12.11

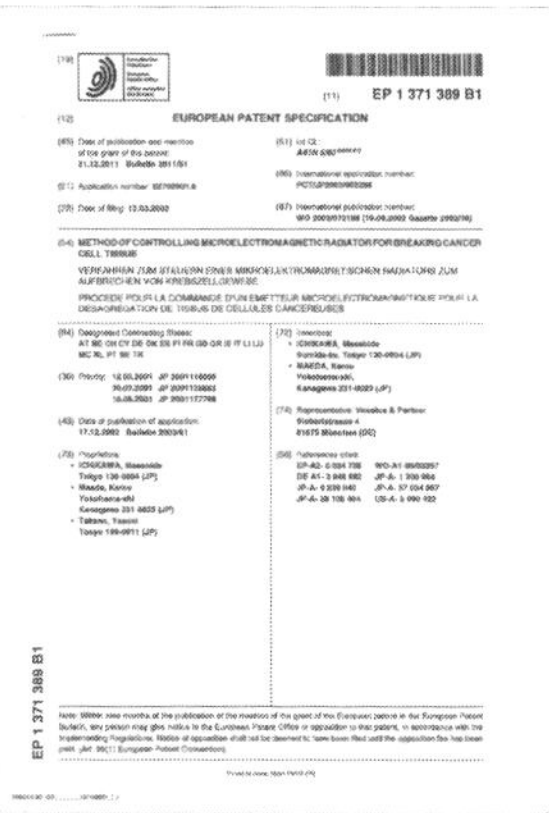
EP 1 371 389 B1

EUROPEAN PATENT SPECIFICATION

METHOD OF CONTROLLING MICROELECTROMAGNETIC RADIATOR FOR BREAKING CANCER CELL TISSUE

ヨーロッパ特許庁
癌組織破壊のためのマイクロ波照射の
制御技法
特許番号.: EP 1 371 389 B1
特許発効日:2007年1月9日

アメリカ合衆国

The United States of America

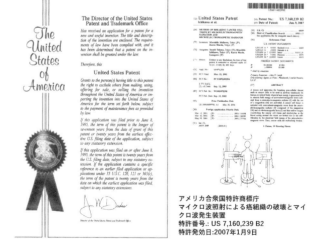

The Director of the United States Patent and Trademark Office

Has received an application for a patent for a new and useful invention. The title and description of the invention are enclosed. The requirements of law have been complied with, and it has been determined that a patent on the invention shall be granted under the law.

Therefore, this

United States Patent

Grants to the person(s) having title to this patent the right to exclude others from making, using, offering for sale, or selling the invention throughout the United States of America or importing the invention into the United States of America for the term set forth below, subject to the payment of maintenance fees as provided by law.

If this application was filed prior to June 8, 1995, the term of this patent is the longer of seventeen years from the date of grant of this patent or twenty years from the earliest effective U.S. filing date of the application, subject to any statutory extension.

If this application was filed on or after June 8, 1995, the term of this patent is twenty years from the U.S. filing date, subject to any statutory extension. If the application contains a specific reference to an earlier filed application or applications under 35 U.S.C. 120, 121 or 365(c), the term of the patent is twenty years from the date on which the earliest application was filed, subject to any statutory extensions.

Director of the United States Patent and Trademark Office

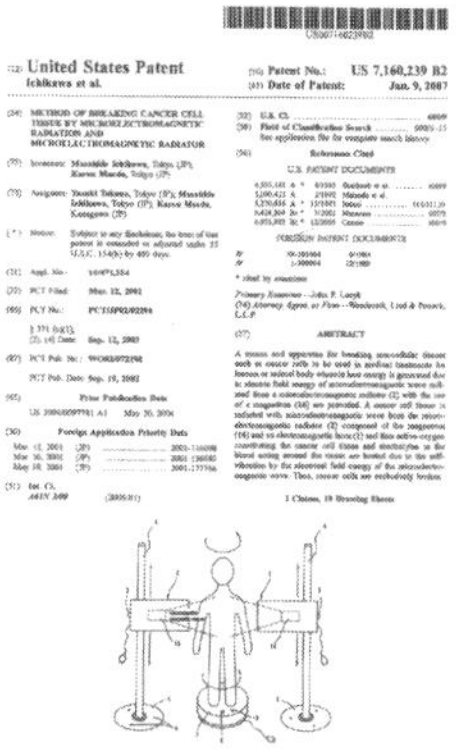
United States Patent
Ichikawa et al.
Patent No.: US 7,160,239 B2
Date of Patent: Jan. 9, 2007

METHOD OF BREAKING CANCER CELL TISSUE BY MICROELECTROMAGNETIC RADIATION AND MICROELECTROMAGNETIC RADIATOR

ABSTRACT

アメリカ合衆国特許商標庁
マイクロ波照射による癌組織の破壊とマイクロ波発生装置
特許番号.: US 7,160,239 B2
特許発効日:2007年1月9日

た。医療機器の特許に関する日本の特許庁の逃げ腰に、私は強い違和感を覚えた。

欧米で進むマイクロ波治療

近年、欧米の医療界では、マイクロ波に注目が集まっている。

２００９年12月に、オクラホマ大学のウイリアム・C・ドゥーリー博士が乳がんの治療のためにマイクロ波を使って成果を上げたという論文が発表された。活用された原理は、アメリカのスターウォーズ計画（戦略防衛構想）のレーダーのマイクロ波と同じで、マイクロ波の周波数は９１５ＭＨｚだという。浸潤性《しんじゅんせい》乳がんの患部にマイクロ波を照射し、腫瘍をほぼ全滅させた。ドゥーリー博士のマイクロ波の照射法は、マイクロ波を体表から患部に向けて2〜3分間照射し、腫瘍の温度を49℃まで上げるというものだ。博士は、この研究で、「抗がん剤による化学療法のみでの腫瘍縮小が55・8％だったのに対して、マイクロ波照射と化学療法の併用では88％の腫瘍縮小が見られた」と語り、化学療法との併用を推奨している。これはハイパーサーミアと同様の活用方法だ。

こうした研究の先にＣＥＡＴがあると確信している。代替医療などの傍流《ぼうりゅう》の医療が無視されている日本で、がん治療に関するマイクロ波の研究が、今すぐに活発になることは期待しにくい。しかしアメリカを中心に欧米の先進国では、今後活発になるだろう。マイクロ波発生装置に関する諸外国での特許は、ＣＥＡＴの今後の展開のプラスになってくれるだろう。

もちろん日本からのスタートが、私の本望であることは言うまでもないが。

第4章

悲劇を生み続ける
現代医学のがん治療

どこにがんがあるかが2年以上見つからない！

千葉県在住の坂本俊夫さん（仮名）は、65歳だった2008年8月の健康診断でCA19－9が82・6U／㎖だった。CA19－9は、膵臓《すいぞう》がんや胆《たん》のう・胆管がんなど消化器系のがんによって高値を示す腫瘍《しゅよう》マーカーだ。CA19－9の基準値は37・0U／㎖以下だから、精査してがん腫《しゅ》がどこにあるかを突き止めなければならない。

そこで、千葉県柏《かしわ》市にある国立がんセンター（現、国立がん研究センター）東病院で検査が開始されたが、この時点でのCA19－9は312・6U／㎖とさらに跳《は》ね上がっていた。がんセンターで一般的な検査を行ったが、がん腫は見つからない。原因不明のまま、自宅に近い千葉県がんセンターを受診したが、CA19－9はさらに上昇し、なんと1665・29U／㎖になっていた。体調は特に悪くないが、腫瘍マーカー値がここまで高いとなれば、何としても原因を突き止めなければならない。

そこで再び国立がんセンター東病院に行き、5ヵ月にわたり、血液検査やCT検査、MRI検査、内視鏡検査などを受けた。しかしがん腫の所在は判明しなかった。都内の胃腸専門病院では、肝臓、胆のう、膵臓のがんを疑い、検査を行ったが判然としなかった。

ターゲットが見えなければ手も足も出ない。治療を受けることもできずに、がんが疑われてから2年以上の月日が過ぎた。不安な毎日を過ごしていた頃、私が2010年10月に出版した拙著に出会い、それを購読した。そして半信半疑ながら他に手がないので、予約を入れ、2011年2月に私のクリニックにやって来た。

早速共鳴反応検査を行ったところ、胃に2ヵ所、がん活性があった。腫瘍マーカーを異常に上げていた犯人は、いともたやすく判明した。しかもがん活性は、それほど強くなかった。

その部位にマイクロ波を2回照射したところ、CA19－9の値は、18・1U／mℓに下降し、その後、週3回のマイクロ波を2週間照射した結果、胃腸のがん活性はあっけなく消滅した。11年3月、すべての検査値は正常になり、8年経過した現在もまったく異常はない。

腫瘍マーカーは、がんの早期発見には向かない

坂本さんの例は、共鳴反応検査という武器を持つCEATのすごさを示す症例であると同時に、現代医学のがん検診の限界を示している。

腫瘍マーカーという一定以上の精密さを持つがん診断方法が数多く活用されて、がんが発見される確率は以前よりかなり高くなった。

しかしがんの専門医の多くは、「腫瘍マーカーは、がんの早期発見には向かない」と言う。腫瘍マーカーの活用場所としてもっとも適しているのは、進行がんの病状の判断である。進行がんの患者さんで、抗がん剤による化学療法や放射線療法を受けて、マーカーが低下した場合には、その療法の効果が上がっていると判断できるといったことだ。

その一方で、腫瘍マーカーの多くは、初期、早期のがんで値が上昇するケースは少ない。例外的に、前立腺《ぜんりつせん》がんのPSAや、卵巣がんのCA125、肝臓がんのAFPなどは、早期がんにも反応するので、がん早期発見のために健康診断の段階で活用されている例は多い。

PSAの普及によって、前立腺がん患者の罹患数《りかんすう》は増加した。日本では、前立腺がんと診断された場合、多くは、前立腺全摘手術を施す。しかしPSAによって発見された前立腺がんが早期に処置されることで救われる患者よりはるかに多くの患者が、偽陽性《ぎようせい》や過剰検査や過剰治療などで傷《いた》めつけられているという指摘が、先進国の専門家からなされている。つまりPSAによって「前立腺がんかもしれない」という可能性が示されて以降、確定診断による十分な検討がなされることなく全摘手術が行われたり、逆に前立腺がんを確定させるために長期間にわたってさまざまな検査が重ねられたりする例が多いということだ。そこで米国がん協会は、現在、前立腺がんのチェックのためのＰＳＡ検査を推奨《すいしょう》していない。

腫瘍マーカーの中で早期発見にもっとも有用性が高いとされてきたＰＳＡですらこの評価である。他の腫瘍マーカーをがんの早期発見のために使用するのは愚《おろ》かなことだと、世界中の多くのがん専門医が言っているのだ。

腫瘍マーカーぐらいしか武器がない

それなのに腫瘍マーカーは、がん検診ではもちろん、坂本さんのように通常の健康診断でも採用されている例が多い。なぜなのか？

その理由は明確だ。「がんは早期発見が肝心」と言い続けているのに、腫瘍マーカーぐらいしか早期発見の可能性のある方法がないからだ。

しかも腫瘍マーカーが正常値であったとしても、「早期がん」がないという保証にはならない。では、早期がんには反応しにくい腫瘍マーカーが、早期がんに反応したならば、それは歓迎すべきことなのか？

それがまさに坂本さんの例である。早期がんであれば、それが現代医学のがん検診で「見える」状態になるまで見つけることはできない。それまで延々と検査が重ねられることになる例は多い。

しかしその状態で、CEATにおける共鳴反応検査ならば、どの部位にどれだけの強さのがんがあるかが数分以内に分かる。坂本さんの場合、がん活性の強さから、早期がんであることが分かった。現に短期間のマイクロ波照射でがん活性は消えた。にもかかわらず、CA19－9は、異常な高値を示していた。

線虫《せんちゅう》やがん探知犬の可能性と限界

そうした状況で現在、大きな期待を担《にな》っているのが線虫によるがん検診だ。

線虫とは、線形動物の別称で、回虫《かいちゅう》などの線状の動物のことだ。この線虫は体長が1㎜ほどで、非常に鋭い嗅覚《きゅうかく》を持ち、しかもがん患者の尿《にょう》を好む性質があり、線虫の集団に被験者の尿を1滴たらし、線虫が好んで寄ってくればがんである可能性が90％であるという。しかもこの線虫を使ったがん検査の結果を自動的に解析できる装置を日立製作所などが開発して、2020年末の実用化を目指しているという。この装置によって、被験者から採取した尿と培養した線虫を自動的にプレートに配置し、プレート上での線虫の動きを解析し、がんの有無を判別するという。この自動化によって、現在の見込みでは、検査時間は1時間半ほどであり、検査費用は1人あたり数千円ですむとされる。

数千円の経費で、わずかな尿を検査すれば、1時間半で90％の精度で、がんの有無が判定できるというのは素晴らしい。現状では、部位によって精度に差があるというが、少なくとも腫瘍マーカーやPETなどをはるかに上回る判定精度が期待できることになる。

ただし賢明なる読者は、ここで発生する新たな問題にすでに気づいているだろう。線虫は、多種の、あるいはオールラウンドのがんに感度を持っているがゆえに、がんがどこにあるかまでは教えてくれないのだ。「がんの可能性90％」から、がんの部位を確定するための苦闘が開始される。早期であればあるほど、どこのがんかを知るまでに手間と時間がかかることになる。

線虫に続いて、最近注目を集めているのが、がん探知犬だ。採取バッグに入れた被験者のわずかな呼気の臭《にお》いを嗅《か》いで、がん患者のバッグを仕草《しぐさ》で教えてくれる。話題性は抜群だが、こちらはさらに現実味がない。がん探知犬を養成するのに大変な手間がかかり、その能力や訓練の成果などを見極めるのも容易ではない。

がん医療費削減よりも医療費増大の危険性が

さらにまだ見えていない点がある。現在、線虫やがん探知犬でチェックをして、がんの検知率が「ほぼ100％」と言っているが、これらは、すでにがんであることが明白になって、CT画像などでがん腫が確認されている患者さんから採取した尿や呼気である。まだがん患者と診断されていない人の尿や呼気から「がんの臭い」を嗅ぎ出すことができるか否《いな》かは未知数なのだ。

もちろん、腫瘍マーカーなどの今までのがん検査の方法よりも精度が高く、現代医学的な診断で感知できるよりも微細ながん腫を嗅ぎ分けることは確かだろう。しかし現在の検査方法でがんと診断されていない人を、もし線虫やがん探知犬が、「がん」と示唆《しさ》しても、それは間違いとされる。その精度は、今後の試行錯誤《しこうさくご》によってしか判定できない。

マスコミは「すべてのがんを一度に検出してくれる」と称賛《しょうさん》するが、どこにがん腫が隠れているか不明なまま、不安な日々を送る坂本さんのようながん患者が増えるのは確かだ。

がん検診にはあまり意味がないと言われる腫瘍マーカーを使って「がんの可能性」を知った後に、坂本さんのように恐ろしいほどの検査を繰り返して、がんが見つからずに小突《こつ》き回されている人は多い。しかし、がん専門医たちは、その事実を語ろうとはしない。線虫によって、彼らの仕事は減るどころか、かなり増えるだろう。がんの検診や治療にかかる経費を低減させるための革命的な方法であると喧伝《けんでん》されているが、その逆の方向に行くことが十分に予測できる。

「早晩、がんだと診断されることになる」という情報を得て備えるのだから、進行がん、末期がんで手遅れになるよりははるかにましだと言うことはできるかもしれないが……。

細胞が発する「交渉人」マイクロRNA

そして、今、最先端のがん検診システムとして注目を集めているのが、マイクロRNAだ。

マイクロRNAは、すべての細胞が分泌するエクソソームという小さな袋の中に詰め込まれた微小な物質だ。エクソソームに包まれたマイクロRNAは、血液や他の体液に乗って、体内を移動する。ひとつの細胞が、マイクロRNAを発すると、マイクロRNAが、関連する細胞の遺伝子に何らかの働きかけを行う。多数の細胞が、マイクロRNAを発して、他の細胞に働きかけることで、互いにとって良好な環境を体内で保っているのだ。つまりマイクロRNAは、各細胞が体内に放つ「細胞間の交渉人」といった役割を担う。働きかけの内容は、マイクロRNAの構造によって異なり、現在、人間だけでも2500種類以上の構造の異なるマイクロRNAが確認されている。つまり人間の細胞は、2500以上のメッセージを発し、他の細胞と交渉することが可能ということだ。

そして、がん細胞が分泌するマイクロRNAもある。マイクロRNAの入れ物であるエクソソームは、血液や体液の中にあり、目的の細胞に働きかけるチャンスを狙《ねら》っている。エクソソームに入っているがん細胞のマイクロRNAは、正常細胞に「がん化の交渉」をしたり、正常血管細胞に「新生血管になる交渉」をしたり、免疫細胞に「がん細胞を攻撃しない交渉」をしたりして、思い通りの状況をつくろうとする。これらは、「交渉」というよりも「騙《だま》し」「かどわかし」という表現がふさわしい。

2017年8月からマイクロRNAの臨床研究開始

マイクロRNAは、がんによって種類が異なるので、血中のマイクロRNAの種類と量を測るマイクロRNA検査で、どの臓器にがんがあるかが分かる。マイクロRNA検査は、「体液中マイクロRNA測定技術基盤開発」として約79億円の予算を投じて、201

4年に立ち上げられた。現在、マイクロRNA検査の対象とされるがんは、食道がん、乳がん、肺がん、胃がん、膵臓がん、肝臓がん、大腸がん、胆道がん、卵巣がん、前立腺がん、膀胱《ぼうこう》がん、肉腫、神経膠腫《しんけいこうしゅ》の13種である。

国立がん研究センターと国立長寿医療研究センターに保存されている膨大な血清検体で、それぞれの臓器のがんに固有のマイクロRNAを特定し、5ccの血液で、早期がんである「病期（ステージ）I」以上のがんを診断でき、乳がんの精度は約95%という数字が出ている。

そして2017年8月、国立がん研究センターは、このマイクロRNAによる検査法の臨床研究を開始した。しかもこれは世界に先駆けた日本がリードするアプローチだ。

この動きは、基本的に非常に素晴らしいものだ。線虫やがん探知犬による検診も進行がん、末期がんまでの放置といった悲劇を減らしていくために大きな貢献ができるだろうが、初期のがんが確認されても、どの臓器のがんかが分からないことの悲劇をすでに指摘した。それに対して、このマイクロRNAをターゲットとした検査法は、「どこのがんか？」が分かるのだ。

マイクロRNA検査が実用化されると、「病理組織検査（生検）」や「病理医の能力」の問題は解消されることになる。現在、病理医の主たる活躍場所であるがんの病理組織検査は、悪性腫瘍か良性腫瘍かの確定診断だ。しかし、13種のがんに関して、採血するだけで、95％以上の精度で診断できるのならば、病理組織検査の精度よりもはるかに高い。

一方、がんの診断の精度は、「がん患者をがん患者と判定できる率」という「感度」と「健常人を健常人と判定できる率」という「特異度」で示されることが多い。マイクロRNAのチェックによる判定能力は、乳がんで感度が97・3％、特異度が92・9％、大腸がんで感度が80・1％、特異度が95・0％とされる。乳がんでの特異度92・9％も大腸がんの感度80・1％も高精度とは言えない。たとえば、「胃がん」という結果が出たが、内視鏡でもPET検査でも確認できないという場合には、混乱が生じる。

今回の国立がん研究センターを中心とした臨床治験プロジェクトは、早ければ3年以内に国に事業化の申請を行うことを目指しているというが、検査費用が心配だ。この検査技術には、バイオテクノロジーからAI（人工知能）技術まで最先端の技術が総動員され、東レ、東芝をはじめとする多くの企業と大阪大学、東京医科歯科大学、名古屋大学などの多くの大学が研究開発に参画している。検査機器が高額であることは言うまでもなく、分析時間もかかるので、費用はかなり高額なものになるだろう。がん医療には、常に「金の匂い」が漂う。

ただしこのマイクロRNA検査が実用化されたならば、私たちは大歓迎である。現状の画像診断とあやふやな腫瘍マーカーに頼るがん診断よりも明らかに高精度ならば、我々の共鳴反応検査との折り合いがつくはずだからである。マイクロＲＮＡ診断の精度が高ければ、共鳴反応検査の結果と大きなずれはないはずだ。

ＣＥＡＴの価値が、マイクロＲＮＡやエクソソームなどの研究成果の積み重ねによって、現代科学的アプローチで確認されることを期待している。

原発不明がんの原発巣を確認する方法

がんの原発巣から飛び出したがん細胞が血液中を移動し、他の臓器に運ばれ、そこで増殖するのが転移巣だ。転移巣のがん細胞は、原発巣の細胞であり、大腸にできたがんが肺に転移した場合には、転移巣は肺にありながら大腸がんの性質を示す。

病変部位から細胞や組織を採取して顕微鏡で調べる病理組織検査の段階で、がんが原発巣なのか、転移巣なのかが判断でき、細胞や組織の状態から原発巣の部位も分かる。ところが、病理組織検査で原発巣が確定できず、原発巣の可能性のある部位を精密検査しなければならないことがある。これが原発不明がんだ。

原発不明がんの比率を、国立がん研究センターは、「すべての悪性腫瘍のうちの約１〜

5%」としているが、実際には、すべての悪性腫瘍のうちの5%を超える比率であるとされる。2016年に新たに診断されたがんは、約100万人なので、1年間に数万人の原発不明がん患者が発生している計算になる。

そして本章冒頭の坂本俊夫さんと同様に、2年、3年と検査の日々が続く例も珍しくはない。私のクリニックには、原発不明がんの患者さんが非常に多い。彼らもまた、私の小島に流れ着いたがん難民である。

原発巣不明で転移巣だけ治療するのは意味がないとされており、原発巣が確認できるまで、転移巣には、せいぜい弱い抗がん剤を処方する程度の治療しかしない例が多い。

この原発不明がんに手を焼いているのは、日本だけではない。世界中のがん専門医の難題なのだ。検査でたらいまわしにされ、本人は疲れ果て、CTやX線検査で放射線を浴び、精神的な疲労によって免疫力を低下させていく。そんな状態で転移巣が放置されるのだから治癒《ちゆ》率が高いはずはない。原発不明がんの5年生存率は、10%未満とされている。

保険制度が整備されていないアメリカでは、検査経費の巨額化で自己破産を余儀なくされるという例が普通に見られる。この事実は、日本において原発不明がんが、保険医療費増大の原因のひとつになっていることを示している。毎年数万人ずつ生まれる原発不明がん患者が、健康保険に大きな負担をかけ続けているのだ。ところが、CEATであれば、共鳴反応検査によって数分で原発巣が分かり、見えない転移巣も判明する。

がんではないのに「進行がん」と診断し、膵臓がんを良性腫瘍と診断

東京都在住、１９４５年生まれの牧村佐江子さん（仮名）は、２００５年、60歳の時、空腹時や夜中に頻繁《ひんぱん》に腹痛があり、背骨のあたりを外から叩《たた》くとなんとなく痛みを感じていた。そこで都内の総合病院を受診した。すると精密検査と病理組織検査を経て、担当医から「子宮がん。病期はステージⅢｂの進行がん」と言われた。ところが、牧村さんは、そのまま放っておいたという。驚くような話だが、もう少し症状が出たら対処しようと思ったそうだ。

それ以上の症状はなかったが、65歳の頃、子宮がんが「なんとなく心配になり」、人間ドックで検査を受けた。しかしこの検査で発見されたのは、膵臓の良性の小さな腫瘍だった。牧村さんは、とりあえず安心して、様子を見ることにした。

そして67歳の２０１２年に都立病院で検査を受けると、膵臓の腫瘍が直径８㎝に増大していることが分かった。そこで都内の大学病院で精密検査を受けたところ、膵臓がんと診断された。早速、膵臓の頭部、十二指腸、胃の５分の１を切除する手術が行われ、その後

に抗がん剤を1年間服用した。

〝治療をしてもらっているおかげで今は元気だが、膵臓がんは再発しやすいと聞いている し、子宮がんの方もどうなっているのか心配だ〟と牧村さんは思いながら、がんとどう付き合っていくべきかをいろいろと考えた。そして〝玉川《たまがわ》温泉というところに一度行ってみよう〟と思い立った。秋田県にある玉川温泉は、悪性腫瘍にも効能があると聞いたことがあり、2013年8月に玉川温泉に足を運んだ。この温泉は、湯けむりの中で気楽な情報交換が盛んに行われており、牧村さんは、CEATの話を聞いたという。

そして13年10月1日に私のクリニックを訪れた。早速、共鳴反応検査を行うと、膵臓の位置に強いがん活性が確認されたが、子宮にがん活性はなかった。膵臓のがん活性があった部位にマイクロ波を照射した。そして13年10月の8回目のマイクロ波照射でがん活性は消えた。12回目の13年11月に再びがん活性が出たが、これもほどなくして消えた。その後、まったくがん活性はなく、牧村さんは、精神的にも身体的にも健康体となった。

「先生、私はまたがんになる危険性があるのでしょうか？」とその時、牧村さんは尋ねた。

「少なくとも年に一度、検診においでください。そこでがん活性が少しでもあれば消しますから、それだけをやっていただけば、がんで命を落とすことはありません」と私は断言した。

2005年に子宮がんと診断され、しかも「ステージはⅢbの進行がん」と診断されたということは、病院に身を委《ゆだ》ねていれば、即、手術、抗がん剤というベルトコンベアにのせられただろう。そして2010年の「膵臓の良性腫瘍」という誤診のまま放置していたら、膵臓がんで命を失うことになったはずだ。現代医学によるがん治療には、さまざまな落とし穴が用意されていることを、牧村さんは身をもって示してくれた。

「私の誤診だったか？」とつぶやいた教授

東京都在住、1957年生まれの高木徹さん（仮名）は、2013年に呼吸がやや苦しいと感じ、近隣のクリニックの紹介で東京都内のA医科大学附属病院を受診した。診察をしたのは呼吸器内科の教授だった。精密検査で高木さんの右肺に2・5㎝の腫瘍が確認され、肺がんと診断された。そして2013年4月12日に右肺の上葉と中葉が切除された。その後、CEATのことを知った高木さんは、他の治療は一切やらずに、13年5月13日に私のクリニックを訪れた。

早速、高木さんに共鳴反応検査を行ってみると、がん活性はなかった。そこで共鳴反応検査で呼吸の苦しさの原因を探ってみると、高木さんは、A群溶血性連鎖球菌とサイトメガロウイルスに反応した。そこで私は肺炎を疑った。

診断の確認のためにA医大の教授に頼んで、病理組織標本を送ってもらった。これに共鳴反応検査を行うと、当然のことながらがん活性がなかった。「がん活性はありませんから、治療は不要です。肺炎は、抗生物質で治療しましょう」と私は高木さんに言った。そして抗生物質を投与すると、肺炎は速《すみ》やかに治り、高木さんも呼吸の苦しさから解放された。

高木さんが治療に来なくなったことで、A医大の教授から、しばしば電話がかかり、「抗がん剤を投与しないと手遅れになります」と迫られた。高木さんは教授の進言をかわし、診療は受けず、私のクリニックで定期的に経過観察を行った。そして2年半が過ぎ、2015年秋、57歳になった高木さんはA医大病院の教授の診察と検査を受けた。

当然、検査結果に異常は見られない。そして高木さんは、いかにも元気そうである。その現実を見せつけられて、教授は、「私の誤診だったか?」とつぶやいたそうである。

深刻な後遺症も「死ぬよりまし?」

がん難民の受け入れを続けている私のクリニックには、現代西洋医学的ながん治療のでたらめさを示す生き証人たちがたくさんやって来る。

がんの治療に当たる医師たちは、「死ぬよりはまし」という理屈を振りかざす。がんの手術においては、検査で確認された腫瘍の範囲よりもかなり大きめに切除する。大きな負荷を強《し》いて手術するのに、がん細胞を取り残して再発するのでは元も子もないから、切除が広範囲に及ぶのは仕方がないというのは納得せざるを得ない理屈だ。

しかし臓器を大きく切除したことによってきわめて深刻な後遺症が残る例は少なくない。後遺症があっても再発せずに天寿が全《まっと》うできれば幸せと思うべきということだ。

千葉県在住で１９４７年生まれの横田正さん（仮名）は、２０１０年頃から左足底部に黒いあざができていた。２０１６年2月頃からその部位が腫脹《しゅちょう》したので、県内の総合病院を受診した。16年３月19日に担当医から悪性黒色腫であることが伝えられ、16年３月30日に腫瘍を含めて左足の第1趾《し》（親指）、第2趾（人差し指）、第3趾（中指）を切除し、周辺のリンパ節をすべて摘出するリンパ節郭清《かくせい》が行われた。そして16年5月11日には植皮術が施された。術後の病理組織検査で、病期はステージⅢbだったことが判明した。担当医は、「手術をしても半分以上が再発します。抗がん剤は効《き》きにくいのですが、抗がん剤とインターフェロンを投与してみます。ただし効果はないかもしれません」と説明した。

そうした状況の中で、横田さんは16年6月8日に当院を訪れた。共鳴反応検査を行うと、手術直後にもかかわらず、頸部《けいぶ》から両側全趾にいたる全身に悪性黒色腫の活性が認められた。そこでマイクロ波を頸部以下の全領域に照射した。すると9回目のマイクロ波照射を終えた16年7月1日にがん活性は消え、経過観察に入った。直後の7月14日に総合病院で行われたCT検査でも異常はなく、2017年5月10日の検査でも全身状態は良好だった。

ところが、17年7月末に手術をした総合病院で行った画像診断で、左大腿部《だいたいぶ》のリンパ腺に沿って黒色腫のようなものがあり、組織を取り、病理検査が行われた。その結果は「悪性黒色腫の再発」だった。そこで私は、組織標本を総合病院から借りて、共鳴反応検査を行ったが、悪性腫瘍の活性はなかった。

私が説得して、何とか経過を見ることにした。当初から「大きく切る」範囲は、左大腿骨か左足膝下《しっか》からといった検討も行われており、再発という「誤診」によって大腿部から下を失うことになったかもしれないのだ。

横田さんが、足趾《そくし》3本を失ったことは、大きな痛手だった。来訪がもう少し早ければ、この悲劇も防げた。しかし、もし私のところへ来なければ、横田さんの悲劇は、比較にならないものだった。

がんではない子宮と卵巣を摘出

東京都在住の40歳の未婚女性、北山千恵子さん（仮名）は、２０１２年5月頃から腹部が膨《ふく》れて、仰向《あおむ》けになるのも辛《つら》かった。12年10月に都内の総合病院で検査を受けると、腫瘍マーカーであるＣＡ１２５（正常値35Ｕ／㎖以下）が９００Ｕ／㎖と高値だった。ＣＡ１２５は、卵巣がんに特異的な腫瘍マーカーであり、病理組織検査の結果、卵巣がんが確定した。12年12月に手術が行われ、卵巣と子宮を全摘し、その周辺のリンパ節をなんと１００個近く摘出した。しかし手術後の病理組織検査で摘出した臓器を検査した結果、悪性度の高い低分化でステージⅢの進行がんと診断され、その時点で5年生存率30％という悲観的な診立《みた》てが伝えられ、手術後、月１回の抗がん剤による化学療法を６回行い、２０１3年6月から経過観察に入った。

その頃北山さんはＣＥＡＴを知り、13年8月27日に私のクリニックを訪れた。「腫瘍マーカーは8月半ばに1桁《けた》に下がった」ということで、比較的に元気に見えた。早速、共鳴反応検査を行うと、がん活性はまったくなかった。これは意外な事実である。リンパ節転移が確認された低分化の卵巣がんで、１００個近いリンパ節を摘出した患者さんで、がん活性が患部周辺に一切ないということは、私の経験上ない。この事実からは、いろいろなことが考えられる。腫瘍マーカーCA125は、卵巣嚢腫《のうしゅ》でも感染などが起これば上昇することはある。仮に、本当にがんだったとして、患部周囲に点在するがん細胞を、月1回の投与を半年間行っただけで消し去るような抗がん剤は、まだ開発されていないと私は断言できる。

逆に、低分化でステージⅢの多くの転移が確認された卵巣がんで、月1回の化学療法のみで経過観察するという判断がありうるだろうか。疑念的な視点からは、手術後のこの病理組織検査の結果自体が、事実を隠すための虚偽だったのではないかと考えられる。手術後の検査でも、進行がんという診断が下ったこともありうる。しかし、微量の組織で判断する手術前の組織検査とは違い、手術後には十分な検体があるから、良性を悪性と誤判断する確率はきわめて低いはずだが……。

私は、ただ北山さんの経過観察を続けた。初診直前に総合病院で行ったCT検査でも、再発、転移、播種《はしゅ》などは一切なかったという。そして北川さんの通院は、経過観察だけで5年が経過し、依然としてがん活性は確認できない。ただ抗がん剤の副作用であろう手のこわばりがあり、度々《たびたび》、腹痛と頭痛があるのは、手術による癒着《ゆちゃく》障害であろう。それ以外に特に体調の変化は見られない。

北川さんは、病理組織検査の誤診で、健全な卵巣と子宮を摘出された可能性が高い。

病理医の判断の危《あや》うさ

病理組織検査は、医学の粋《すい》を結集した精緻《せいち》な検査であろうと誰もが信じている。これによって、悪性腫瘍か良性腫瘍かを判断するのだから、まさに命がかかっている。

しかし、病理医によるこの確定診断はきわめて難しい。その診断の難しさには、がんに関して日本よりも明らかにハイレベルな治療実績を上げているアメリカのがん専門医も困惑を隠さない。がん・悪性腫瘍を見逃《みのが》した例とともに、がん・悪性腫瘍ではない疾患《しっかん》をがん・悪性腫瘍として治療を行った症例を、アメリカのがん専門医たちはしばしばチェックしてきた。それはまさに彼らの誠実さ、真摯《しんし》さの表れと言える。MDアンダーソンがんセンター（テキサス州立大学）などがまとめた「がんの初期診断の誤診率」は概《おおむ》ね10％となっている。

またアメリカのがん関連医学誌『CANCER《キャンサー》』オンライン版は、2005年10月に「がんの初期診断の誤診率は12％」と報じている。その中には、「がん・悪性腫瘍を良性」と判断する誤診も「良性の病変をがん・悪性腫瘍」と判断する誤診もある。

そして2013年、米国医師会が発行する医学雑誌である米国医師会雑誌（JAMA）のオンライン版に掲載されたアメリカの国立がん研究所（NCI）の研究報告がさらに衝撃的なものだった。「何十年にもわたって、良性腫瘍をがん・悪性腫瘍と誤診して、あるいは、過剰診療によって健常者に化学療法や手術、放射線療法などの不要な治療を施してきた」とアメリカ合衆国政府の研究機関が認めたのだ。ここで言う過剰診療とは、まだがんに至っていない前がん段階や進行が非常に遅く治療不要ながんなどをがんと診断して治療を施すことだ。

こうした長年の「誤診」の指摘に対応して、アメリカで課題とされているのは、「病理医をもっとしっかり鍛《きた》えろ」ということではない。「同じ病理医に全身の組織診断を正確にしろというのは無理な注文だ」という指摘であり、病理医は、臓器別に特化した診断を担当することを目指している。「しかしそれが、全国的にくまなく実現できない点が悩みの種だ」とアメリカの医療関係者は語る。

多数の健常者が、毎年がん患者にされている

ところが、日本の病理医の置かれた状況は、その足元にも及ばない。まず、人数が圧倒

的に少ない。人口10万人当たりの病理医は、日本が１・９人（２０１７年）に対して、アメリカは、５・８人（２０１０年）だ。人口比率でアメリカは日本の3倍の病理医がいる。

アメリカでは、個々の臓器、部位を専門とする病理医の確保を精力的に進めているが、そうした努力にもかかわらず、がんに関する誤診が10％前後で発生し、がんではない数万〜10万人の健常者が、毎年、がん患者にされていることが長期的な問題となっている。

一方、少ない病理医が苦闘する日本では、病理診断件数が、２００５年と２０１２年の間に１・７倍に増加している。こうなれば、アメリカのような専門性を高めるトレーニングを望むべくもなく、健常者ががん患者にさせられる誤診が、どれだけあるかは想像を絶する。

そして、がんの病理組織検査に携わる病理医たちは、「国から認められた検査法に基づいてやっているのだから、誤りがあってもそれは致し方ないこと」と明言し、責任を回避しようとする。そうした基幹病院で「あなたは、がんです」と言われれば、患者は観念せざるを得ない。

ここでさらに悩ましい事実を語らなければならない。もし、ひとつの検体を複数の病理医が検査すると、意見が分かれる確率は非常に高いのだ。がん治療に真剣に取り組んでいる病院ならば、診断を行った病理医が集まってがん症例検討カンファレンスが開かれる。

それはとても真摯なシステムだ。しかしよく考えてほしい。さまざまな観点から医師たちが意見を言い、悪性か良性かを話し合う必要があるほどに、結論が出にくいということなのだ。気心の知れた病理医から、私は愚痴《ぐち》のような証言を聞いたことがある。「悪性か良性か分からないことはけっこうある。そういう時は、悪性と診断するしかない」と。

手術前に「良性」を「悪性」とした場合、手術後の病理組織検査で良性と判断されると誤診になる。この段階で正直にミスを認める場合ももちろんあるが、あやふやなケースも見受けられる。ここでがんとして治療が進められれば、もともとがんではないから、必ず「完治」する。逆にがん・悪性腫瘍なのに良性と判断をした場合、後日、がんであることが判明し、患者が亡くなれば、大きな問題になる。だから「疑わしきは悪性」が鉄則なのだ。

しかし『JAMA』のNCIの報告では、「がんではない数百万の健常者の多くが、手術や抗がん剤や放射線で処理され、結果的にがんを発症したり、命を失ったりしてきたと推定される」という。この驚くべき推定を行っているのは、アメリカの国立のがん研究機関なのである。

肥大化する「抗がん剤ビジネス」

がん・悪性腫瘍（悪性新生物）に関する日本の医療費は、２０１４年に3兆９６３７億円で、医科診療医療費総額（29兆２５０６億円）の約13・６％を占めている。しかも２００４年（2兆３３０６億円）から10年間で70％も増加しており、１９９５年と比較すると倍増している。

そしてこのがん医療費の中で、近年、増加が著《いちじる》しいのが、抗がん剤の経費だ。２０１４年に抗がん剤に費やした医療費は、８５２３億円だった。その増加率は大きく、２０２３年にはおよそ1兆５０００億円に増大すると予測されている。

抗がん剤市場の拡大に拍車をかけたのは、分子標的薬だ。分子標的薬は、がん細胞の特徴を認識し、がん細胞の増殖や転移に関わる遺伝子や分子のみを攻撃することで、少ない副作用で効率よくがん細胞を消滅させる。ただし分子標的薬は、開発と生産に巨額を要し、処方するためには、年間数百万円から１０００万円が必要なのだ。

そしてさらに高額なのが免疫チェックポイント阻害薬だ。がん細胞は、免疫細胞の攻撃を抑制する作用を持ち、がん治療の成果が得られていない。そこでがん細胞のこの作用を阻止することで、免疫細胞の攻撃力を高めるのが免疫チェックポイント阻害薬だ。

最新の免疫チェックポイント阻害薬であるオプジーボ（一般名：ニボルマブ）が超高額であることが報じられ、日本中が驚愕《きょうがく》したが、他の免疫チェックポイント阻害薬や分子標的薬も年間1000万円前後の経費がかかる。そしてこれらの経費のほとんどは高額療養費として健康保険でまかなわれている。多額の公費を費やしても、効果があるのは対象疾患のせいぜい2割であり、進行がんを完治させるといった快挙は少ない。しかも多様な副作用が報告されている。

ここに隠されているメッセージを、あなたは読むことができるだろうか？

まず第一に、「通常の薬価の抗がん剤はたいして効かないか、毒である。それと比べれば、少ない副作用でけっこう効果を発揮するがん治療薬を、年間1000万円レベルで処方できるのだから使わない手はないだろう」というメッセージである。

もちろんその延長線上で、高い治癒率を実現する安価ながん治療薬の開発が期待できる。しかしそれを10年、20年というスパンで実現させるのは難しい。下手《へた》をすれば100年先にも難しいかもしれない。今、がん医療費の増大は、がん医療のもっとも深刻な問題なのだ。

がんは病院の「貴重なドル箱」

そして第二のメッセージは「抗がん剤でいかに稼ぐかが病院経営の最大のテーマ」だと

いうことだ。

医療機関も営利組織だから、収益の多寡《たか》は最重要課題のひとつだ。各科は、独立採算制になっており、毎月の売り上げを伸ばす工夫が求められる。大規模病院では、各科の収益目標（ノルマ）を設定し、その達成を強く求める例も少なくない。そして抗がん剤は、金に糸目をつけずに使えるまたとない収益源であり、がんと関わる科にとって、抗がん剤はノルマ達成の貴重な武器なのだ。

さらに抗がん剤は、その使用額に応じて、製薬会社から医療機関へのキックバックがなされていることも指摘されている。これは明確な犯罪行為である。

これに加えて、手術をはじめ、さまざまな収益源ががん医療にはある。

大学病院で前立腺がんの全摘手術を行い、その後に私のクリニックにやって来て、がん活性を消した患者さんがいる。がん活性が消えたにもかかわらず、彼は、その大学病院でホルモン治療を10年間も繰り返している。「主治医がなかなか離してくれない」と、彼は困り顔だが、これも収益活動に他ならないのだ。

高齢化が進む日本で、がん患者数が減る可能性は今後しばらくない。それに輪をかけて、高度技術を駆使した超高額抗がん剤が処方され続ければ、貴重な公的保険の資金ががんに食いつぶされる。抗がん剤をフル活用するがん医療には、すでに破たんが見えているのだ。

現在、がん活性消滅療法（ＣＥＡＴ）に保健診療は適用されていない。しかし月々、10万円を超える治療費の支払いが必要になる例は、よほどの緊急時でなければない。しかも保険適用ではないから、公的保険には一切負担をかけない。

将来、健康保険の適用を目指したいが、そうなれば、患者さんの負担はさらに低減される。そして逆立ちしても、ＣＥＡＴの月額治療費が高額療養費の領域に至ることはない。現代西洋医学のがん治療に患者がかけた費用と得られる効果をＣＥＡＴと比較したならば、ＣＥＡＴの費用対効果の大きさは、驚くべきレベルに達する。

他先進国では、代替医療が主流

現代西洋医学の本場であるはずの欧米先進国では、すでに標準治療、３大治療と呼ばれる現代西洋医学的治療法だけでは、がん医療は成り立たないことを医師たちは確信している。彼らは、四半世紀前から代替医療、補完医療の研究と実践を進めている。現在、世界のがん治療の半数以上は、一般に代替医療と呼ばれる医療によって行われているのだ。

ここには、標準治療以外のものがすべて含まれ、漢方、鍼灸《しんきゅう》、ヨガ、気功《きこう》などの伝統療法に加えて、免疫療法やゲルソン療法、カイロプラクティック、温熱療法、食事療法、高濃度ビタミンC点滴療法、オゾン療法、サプリメント療法、オステオパシーなどさまざまなものがある。

欧米先進国では、がんをはじめ治療が難しい病気に対して、１９９０年代から標準治療以外の治療法が積極的に採用されている。特にアメリカでは、保険制度が完備されておらず、たとえがんになっても標準治療のフルコースは経済的に受けられない国民が多く、そうした人々のための代替策としてさまざまな治療法が模索されてきた経緯がある。

その一方で、実績を重視するアメリカにおいて、「がん標準治療は効いていない」という認識が一般化し、その他の治療法を探すべきであるという機運が高まり、アメリカの医学研究を先導する国立衛生研究所（ＮＩＨ）に、１９９１年に代替医療局（ＯＡＭ）が設立され、国を挙げて代替医療の研究が開始された。ＯＡＭは、１９９８年には、国立補完代替医療センター（ＮＣＣＡＭ）に改称し、規模が拡大されて、代替医療・補完医療の研究を行うことになった。

そしてこれに呼応する形で、ハーバード大学、エール大学、コロンビア大学、スタンフォード大学をはじめとする75の大学に代替医療研究センターが設立され、全米のハイレベルな医療機関にも代替医療を意欲的に活用しようとする医師たちが増えた。がんを安価で治療する方法としてだけではなく、あらゆる選択肢から最良の治療法を厳選する医療が、

▶アメリカのがん罹患率・死亡率の推移（1975～2016年）

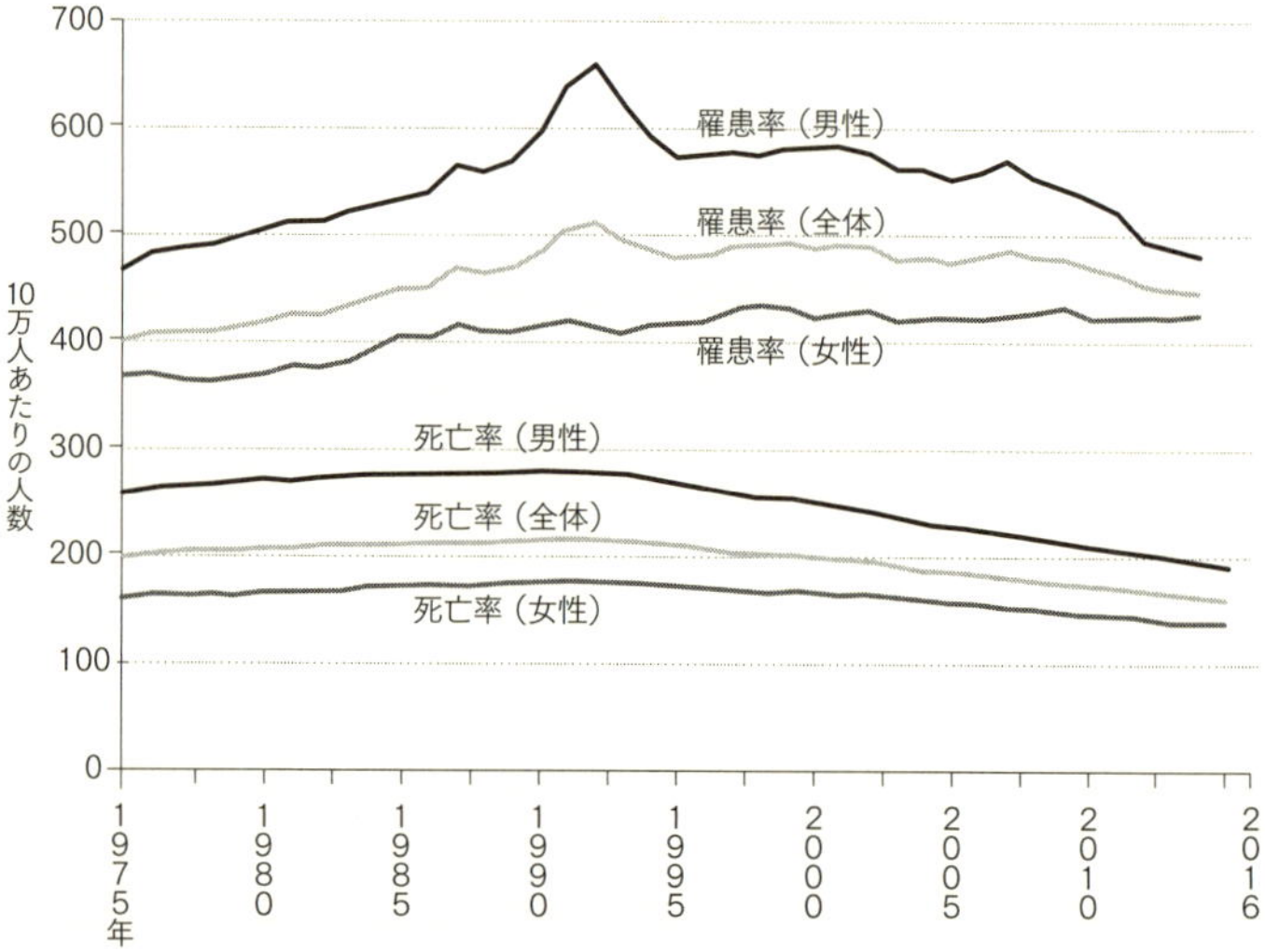

Trends in Cancer Incidence (1975 to 2015) and Mortality Rates (1975 to 2016) by Sex, United States. Rates are age adjusted to the 2000 US standard population. Incidence rates also are adjusted for delays in reporting.をもとに作成

アメリカでの代替医療を進化・高度化させてきたのだ。

イギリスでの代替・補完医療への理解度はさらに高く、1983年には、王室基金の援助を受け、補完医療研究会議（RCCM）が設立され、研究機関、研究者のネットワーク化が進められた。1991年には、イギリス保健省が「代替・補完医療を開業医が活用した場合、その費用は国の保険でまかなう」という制度ができ、代替医療は飛躍的にレベルアップした。英米の刺激を受ける形で、ヨーロッパの先進国でも代替医療の研究、活用が進んでいる。

そうした動きの成果は、がん治療で特に大きな成果を生み、各国のがん死亡者数（死亡率）は明確に減少している。

重要なのは代替医療に対する医師と国民の正しい理解

ただし、代替医療ががん患者をどんどん完治させているということではない。手術、抗がん剤などの標準治療によって体力を奪い、生活の質をどんどん低下させるのではなく、免疫力や体力を回復させ、がんに抵抗できる状態をつくり、がんと共存しながらでも、生活の質を下げず、快適に生活をするというのが、代替医療の主流をなす方向性だ。そして結果的にがん自体も治癒する例もあり、がんとともに生きて天寿を全うする例も多い。

代替医療のほうが、現代西洋医学の治療法よりがん患者の生存期間を長引かせ、死を安らかなものにできるという意味で、優れているということだ。

アメリカの国立補完代替医療センター（ＮＣＣＡＭ）には、莫大《ばくだい》な国家予算が投じられ、代替医療の進化によって画期的な治療法の登場が期待されたが、投資に見合う成果は得られず、「現代西洋医学に代替できる医療」を創生するという期待は大きすぎたという反省が生まれ、センターの名称は、2014年に国立補完統合衛生センター（NCCIH）に改称された。

欧米での代替・補完医療への開眼《かいがん》の意味は、「先端的な科学や医学でも説明できない方法にも明確な治療効果がある例は多い」ことに、医学・医療を牽引《けんいん》する指導者たちが気づいたということだ。「何をばかなことを」と一笑に付す前に、その方法を試してみる姿勢の重要性が認識されるようになった。その積み重ねの成果が、がん死亡率の低下なのだ。

その一方で、古くから湯治《とうじ》や漢方薬、生薬《しょうやく》、鍼灸などの恩恵を確認してきたはずの日本において、代替医療は徹底的に無視されている。その最大の要因は、国民皆保険であり、その誇るべき制度の上に胡坐《あぐら》をかき、収益確保に血道を上げる「エリート医学者」たちだ。

欧米で減少しているがん死亡率が、日本では増加している。日本のがん専門病院や大学病院、総合病院などは、その理由を高齢化だけのせいにしている。

そして富裕層、知識層を中心に、一般の人々も代替医療を「怪《あや》しげで非科学的な気休め」と決めつけ、賢者を気取るから始末が悪い。そういった類《たぐい》のものは「見ざる、聞かざる」が賢者の証《あかし》であるという奇妙な権威崇拝がまかり通っている。

実は、CEATは、一般の代替・補完医療とは性質を異にする。的確で詳細な診断が可能であり、著効《ちょこう》（腫瘍の消失）が期待できるからだ。ただし、ばかにしたり、無視したりせずにさまざまな選択肢を検証するという姿勢がないと、CEATの意味を理解することはできない。

がん専門医の「敗北に目を向けない能力」

がんに対峙《たいじ》する医師は、研修医時代からがんへの対処法を学び、その王道を身につけていく。しかし、教えられた方法でがんと闘っても、勝利の実感を味わうことは少ない。「完治しましたよ。おめでとうございます！」と明るく患者さんに語れる経験がほとんどないのだ。

奮闘の甲斐《かい》なく死去する例は多く、そうでなくとも手術、化学療法、放射線療法、ホルモン療法などを駆使し、少しでも症状が軽くなり、死から遠ざかるための試行錯誤を重ね、退院に持ち込んで、再発を警戒しながら経過観察を行うといったパターンが主である。

そうした中で、数少ない成果だけを見つめ、敗北には目を向けない「能力」が、がん専門医の第一の「素養」だ。そしてこの能力は、裏を返せば、「反省をしない能力」だ。

〝この前と同様の症状の患者さんの場合、Aを行ってよい結果を出せなかったから、今回は、別の方法を考えよう〟などという思考プロセスは、がん専門医にはご法度《はっと》だ。患者さんの検査結果を眺《なが》め、「この数値の場合には、Bを行った後に、Cを処方するのが正解だ」と王道を語り、迷わず実行するのが有能ながん専門医なのだ。そして結果が悪くても、〝医学的に正しい治療をしたのだから、悔《く》やむべきことはない〟と思えなければならない。

しかし、医師の中には、この最先端であるはずのがん医療に強く疑問を感じながら、がん医療を見捨てることなく、がんに対処する方法を必死に探し、1人でも多くのがんの患者さんを救おうと悪戦苦闘している者がいる。その姿は、先に紹介した欧米の医師たちの姿と重ね合わせることができる。ただし、代替医療の価値を理解する医学界、医療界にいる欧米の医師たちと比較すると、日本では、蔑視《べっし》と言うにふさわしい屈辱的《くつじょくてき》な思いを強いられることも多く、その分、繊細な感度に加え、強靱《きょうじん》な精神力が必要となる。

現代西洋医学におけるがん医療に疑問を感じながら、患者さんの救済を断念することなく、闘い続けている医師たち。それがCEATに参集してくれた医師たちである。その物語は、第7章で詳述したい。

「この病院で治療しても治りませんから」

1949年生まれの武藤茂さん（仮名）は、私立大学医学部の教授である。2013年末、武藤さんは、右の肩甲骨《けんこうこつ》に痛みを感じ、附属病院の整形外科を受診したが、医師は、前立腺がんの骨転移の可能性があると判断し、泌尿器科《ひにょうきか》で検査が行われた。その結果、前立腺がんの腫瘍マーカーＰＳＡが高値、悪性度を示すグリーソン・スコアは８で高い悪性度を示した。武藤さんは、前立腺がんであることが確定した。直後からホルモン治療が行われ、ＰＳＡは基準値以下に下がり、その後、徐々に上昇傾向を示した。さらなる精密検査でＭＲＩによる画像診断と骨シンチグラフィーが行われ、頸椎《けいつい》から股関節《こかんせつ》に至る7ヵ所への転移像が確認された。

　その半年後の２０１４年6月のＭＲＩでは、頸椎の突起の外側にがんの浸潤《しんじゅん》像が見られた。この転移巣が脊髄《せきずい》神経を圧迫し、痛みの原因になっていることがようやく分かった。大学病院では、薬物療法と放射線療法を行い、痛みは非麻薬系の鎮痛剤で抑えた。

　私は、趣味でチェロを弾いており、以前にはアマチュアのオーケストラに所属していた。その時、一緒にバイオリンパートで演奏をしていた女性が、武藤教授の医局にいた。彼女は、私が効果的ながん治療を行っていることを知っていた。そして武藤さんにこう言ったという。「先生、この病院で治療しても治りませんから、私の指示する場所へ行ってください」。そう言われて武藤さんも納得し、大学病院での治療を断った。この時点で大学病院の担当医からは「余命5年」と宣告された。

その医局の女性からの強い希望で、私は武藤さんの初診を早め、武藤さんは、14年6月28日に私のクリニックにやって来た。

共鳴反応検査では、強いがん活性が両鎖骨《さこつ》から下腹部まで拡散しており、第4頸椎、第2胸椎、第10胸椎、第4腰椎、右第10肋骨《ろっこつ》に骨の破壊が確認できた。そこでマイクロ波を体幹全体に照射し、さらに数個の骨転移部にも直接照射した。この操作を週2回行い、遠赤外線温熱器による温熱療法も自宅でやってもらった。

するとマイクロ波照射を20回重ねた3ヵ月後の14年9月24日にがん活性が消失した。それを裏付けるように14年10月6日に大学病院で行った骨シンチグラフィーでも著しい改善が確認され、その後もがん活性の再発の兆候はなく、頸椎の転移巣も完治し、一切の痛みは消え、日常生活や運動に差し支えなくなった。またMRIによる画像検査では前立腺がんの腫瘍は消失したことが確認された。

武藤さんは、死の淵《ふち》から舞い戻った。「先生、この病院で治療しても治りませんから」というメッセージも強烈だが、その指示に素直に従った武藤さんにも先見の明がある。そしてこの一件は、最先端の医療機関のがん医療の現状を明瞭《めいりょう》に示唆している。

第5章

CEATは進化している

類似治療の出現

共鳴反応検査に加えて、マイクロ波発生装置が手に入り、その安全性や性能を確認した後の2001年、まさに21世紀の幕あけとともにがん活性消滅療法がスタートした。

そして9年後の2010年に私の治療法を紹介する書籍を発行するにあたり、この療法を「がんエネルギー消滅療法」と名付けた。また2012年にこの治療法のウェブサイトを創設する段階で、英語版も作成した。この翻訳段階で英語名の「Cancer Energy Annihilation Therapy」が確定し、「Cancer Energy」に「がん（癌）活性」を対応させることにして、私の一連の治療を「がん（癌）活性消滅療法（CEAT）」と名付けることにした。

この療法を開始した2001年、すでに68歳になっていた私は、さまざまな不安に押しつぶされそうになりながらも、それまでは期待できなかった成果を目《ま》の当《あ》たりにする体験を重ね、わくわくする思いに引っ張られて、治療経験を重ねていった。

ただし、来院するのは、ほとんどが進行がんと末期がんの患者さんだ。容易に治癒《ちゆ》するはずもなく、さまざまな敗北も経験した。しかしそうした敗北の経験の中でも、さまざまな発見があり、それが、がん活性消滅療法を進化させた。

一方、かつて私が使っていたマイクロ波発生装置の類似品が巷《ちまた》に出回っている。ＣＥＡＴと無関係なのだが、あたかも関連施設であるかのような記述がインターネット上などで散見され、ＣＥＡＴのウェブサイトからデータや画像を盗用する例もあり、頭を痛めている。

こうした類似治療で医療過誤が発生した場合がもっとも恐ろしい。ＣＥＡＴとまったく異なる治療によって好ましくない結果が出ても、「マイクロ波がん治療」としてＣＥＡＴも一蓮托生《いちれんたくしょう》で断罪されることになりかねない。そうした事態を避けるためにも、18年前に私が始めた「共鳴反応検査とマイクロ波照射を核としたがん治療」と現在のＣＥＡＴのレベルの違いを語らなければならない。

自宅での遠赤外線温熱療法

マイクロ波発生装置を利用するまで、私のがん治療の主たる武器は、三井兎女子《みついとめこ》さんが開発した遠赤外線温灸器《おんきゅうき》による温熱療法だった。遠赤外線温灸器は、6、7万円と高額だが、生前、三井さんも実際にこの機器でがんを治療していた。この温灸器の販売は、丼《せい》親堂《しんどう》というメーカーが行っており、クリニックは一切利益を受けていない。

マイクロ波を照射するには、横浜の私のクリニックに来てもらわなければならないが、遠方から来院する患者さんも多く、経済的にも身体的にもきつい。そこで、来院の頻度《ひんど》を下げる代わりに、自宅で小まめに遠赤外線を患部周辺に当ててもらうことを提案してきた。最近は、1人で身体のどこでも固定できる温熱器も出回っており、推奨《すいしょう》している。

がんの患者さんは、常にがんに怯《おび》えている。しかし、自宅で、自分の意思でがんと闘うことができることは、がん治療において実質的にも精神的にも大きな効果を発揮する。〝私は今、がんを治療をしている〟という実感は、免疫力の強化にも大きく貢献する。温熱器が、CEATによるがんの治癒率に大きく貢献していることは間違いないと思っている。

細菌やウイルスによる「がん再発」という誤診を招く

CEATの治癒率向上の指針を得るための最大の武器が共鳴反応検査だ。

CEATにおいて共鳴反応検査は、がんの診断だけのツールではない。がん遺伝子やがん組織の代わりに、ウイルスや細菌などの標本、有害な重金属、薬物などをメディエーターが持てば、体内にそれらが隠れているか否《いな》かが分かる。この治療を開始して以降、私は、さまざまな仮説を立てて、がんに関わる多種多様な微生物やウイルス、物質などを検証してきた。仮説とは、「何ものかががん活性の消滅を妨げているのではないか？」とか「何か別の要因でこの症状が起こっているのではないだろうか？」といった推量だ。

がん細胞が増殖している腫瘍《しゅよう》の周辺は、免疫システムが正常に機能していないために、外部からの侵入者にとって居心地のよい環境になり、さまざまな病原体ががん細胞と共存している場合が多い。

さまざまな病原体の組織標本を用いて、共鳴反応検査によってチェックをしていくと、大腸菌やボツリヌス菌、結核菌などの細菌やクラミジアなどの真正《しんせい》細菌、サイトメガロウイルスなどのウイルスの存在が確認できる。

ボツリヌス菌は、四肢《しし》の麻痺《まひ》などの症状をもたらし、病原性大腸菌は、下痢《げり》や腹痛などをもたらし、サイトメガロウイルスは、肺炎、腸炎、髄膜炎《ずいまくえん》などさまざまな症状をもたらす。こうした病原体が、身体の各部分の不調を引き起こしている例は多い。がん腫《しゅ》が存在する部位以外でも不調や痛みを訴える患者さんは多いが、その多くも「がん腫の同居人」の仕業《しわざ》だ。そして、こうした病原体や重金属などは、がんの治療を妨《さまた》げる。

期待通りの治療効果が見られない時、私は、共鳴反応検査で「がん腫の同居人」を探ってきた。そして年月を経るにしたがって、要チェック対象はどんどんと増加している。

サイトメガロウイルスや水銀などの重金属を消す

非常に多くのがんの患者さんで確認されるウイルスが、サイトメガロウイルスだ。

日本人のサイトメガロウイルス感染率（抗体保有率）は60％以上と高い。免疫力が低下している人では、細胞や臓器に障害をもたらすが、健常者には特に弊害は見られない。しかし、サイトメガロウイルスは、がん細胞を支援し治癒を遅らせるのだ。このサイトメガロウイルスは、有機ゲルマニウムというサプリメントを飲むことで抑え込むことができる。

また水銀の汚染率も非常に高い。高濃度の水銀は人命を奪うが、微量の水銀は多くの人が細胞内に保有しており、これががん細胞を応援している。近年の研究では、ミトコンドリア内に蓄積された水銀が、活性酸素を発生させていることが報告されている。

マイクロ波の効果が見られない患者さんで高率に確認される水銀以外の重金属には、鉛《なまり》やカドミウム、ヒ素などがある。これらも活性酸素の発生を促《うなが》し、がん細胞を守っている。

水銀、鉛、カドミウム、ヒ素などを除去する効果が飛躍的に高まるのは、中国パセリ（コリアンダー／香菜）の錠剤《じょうざい》と経口《けいこう》活性炭だ。

「再発」と錯覚する病原体やカビの増殖

これらの「がん腫の同居人」は、「再発」という誤診の原因にもなる。

マイクロ波をがん腫に照射し、がん活性が減少・消失していくと、がん細胞は死ぬが、腫瘍は残った状態がしばらく続く。がん細胞の死骸《しがい》が集まった「残存腫瘍巣」だ。この残存腫瘍巣において、細菌やウイルスの増殖が活発になる例が多い。

残念ながら、ＣＥＡＴのマイクロ波はがん細胞の活性消滅、死滅には効果があるが、こうした病原体を死滅させる効果はない。すると細菌自体の増殖巣が拡大したり、細菌やウイルスによって組織や器官が変質して、残存腫瘍巣が大きくなり、あたかもがん腫のような外見を呈する例が多い。するとＣＴやＭＲＩなどでは、がん腫が拡大したと診断されてしまう。

病院でも治療を受けながらＣＥＡＴを併用している患者さんが、この事実を突き付けられると大きなショックを受ける。藁《わら》にもすがる思いで通い続けた患者さんが、〝やっぱりダメだったか〟と思い、ＣＥＡＴに見切りをつけて、現代医学的な治療に戻る例も少なくない。

そして抗がん剤が投与され、放射線を照射され、免疫力はさらに低下し、カビが増殖し、悪化の様相を呈する。さらに消えていたがん活性が復活し、本当の再発に向かうこともある。

CEATを信じてくれれば、「がん腫の同居人」への対処法を、今の私は確保している。

カビを駆除するプロポリス

抗カビ効果を持つ成分の代表は、プロポリスだ。プロポリスは、ポリフェノールグループのひとつであるフラボノイドを豊富に含んでいる。植物に含まれるポリフェノールは、強力な抗酸化作用を持ち、体内の活性酸素を除去し、がんの予防効果を発揮し、さらに老化も予防してくれる物質群として名が知られている。フラボノイドは、免疫力を強化する作用や抗アレルギー作用、抗ストレス作用、消炎作用などさまざまな作用を持つが、プロポリスには、40種類以上のフラボノイドが含まれ、抗炎症作用、抗菌作用、抗ウイルス作用を発揮する。カビを殺す抗真菌作用も強烈だ。

またプロポリスは、胃がんと深い関係があるピロリ菌の駆除にも有効で、特に「ミセル化抽出《ちゅうしゅつ》」という製法でつくられたプロポリスが非常に有効だ。ミセル化抽出プロポリスは、通常のプロポリスの抽出方法（アルコール抽出）よりも多くの有効成分を抽出しており、しかも水との親和性が高い。

効果の個人差を共鳴反応検査でチェック

「がんに効《き》く」と言われるものの多くは、効果を実際に発揮する。しかしどれも圧倒的な効果ではない。たとえば、プロポリスでがんが治るという現象は起きる。しかしだからと言って、「プロポリスであなたのがんは治ります」と断言はできない。

しかし、マイクロ波照射療法がなかった段階で研究をしたことで、がんの種々の要因とその解決策に関する知見を得ることができた。この時知ったのは、本書で紹介するサプリメントの真価だった。

これらのサプリメントは、免疫力を高め、がんに乗じて悪さをする細菌や真菌、ウイルスなどを確実に処理してくれる。ＣＥＡＴで活用されるサプリメントには、さまざまなものがあるが、人によって向き不向きがある。中医学で言うように、誰にでも効く薬はない。個々の体質によって、有効な場合も無効な場合も有害な場合もある。私は、サプリメントの向き不向きも共鳴反応検査でチェックし、その人の身体にもっとも適したものを勧めている。

そして身体に合ったサプリメントで抑制・排除を行えば、マイクロ波照射によるがん治療は、より速《すみ》やかに成果につながるようになる。こうした試行錯誤《しこうさくご》の積み重ねは、CEATの進化をしっかりと支えてくれている。なかなか真似《まね》のできない知的財産であると自負している。

ちなみに私のクリニックでは、サプリメントの販売は一切行っていない。「中国パセリの製剤を購入して飲んでください」などとお願いするだけだ。サプリメントを売って利益を得るという行為は、私の趣味に合わないからである。

現代西洋医学のサポートとしても有効

2009年9月、東京都在住の41歳の高木正治さん（仮名）と奥さんが来院した。健康診断で大腸がんが発見されたが、転移はなく、大腸内に納まっているステージⅡだった。そこで都内の総合病院で09年10月に手術をすることになった。「手術まであと1ヵ月以上あります。その間に何かやるべきことがあれば教えてください」と奥さんが言った。

高木さんには、軽い糖尿病と貧血があり、初診日に貧血の度合いを示すヘモグロビン量

（Hb）は男性の標準値が13・0～16・6ｇ／dℓのところ8・3ｇ／dℓと大きく不足していた。高木さんは、度重《たびかさ》なる下血のために貧血気味で憔悴《しょうすい》し切っていた。

「今、大腸にある大きながんをマイクロ波で殺しても、壊死《えし》組織に感染したり、排便に障害を与えかねないので、手術は必要です。ただし、周りにあるがんのエネルギーを少しでも消滅させておけば、転移も防げるし、周りにあるリンパ節の腫《は》れもなくなるので、取るリンパ節も少なくてすむかもしれません。しかもがんと正常組織とがはっきり区別できるようになるので、手術も簡単に終わるかもしれません」と私は説明をした。

高木さんの共鳴反応検査を行ってみると、総合病院の診立《みた》て通り、大腸周辺に強いがん活性が確認された。そこで、マイクロ波を大腸に照射することになった。手術までの期間が短いので、集中的に照射することとし、午前と午後の1日2回のペースでマイクロ波を照射することを提案すると、高木さん夫妻は遠路にもかかわらず熱心に治療に通ってくれた。

そして27回照射した後に高木さんは手術に臨《のぞ》んだ。期待通りに、手術は小規模かつ短時間で終わり、周りのリンパ節の腫脹《しゅちょう》はまったくなかったという。その後、私のクリニックに来たので共鳴反応検査を行ったが、驚いたことに、がん活性はなかった。マイクロ波照射によって、周辺に散らばっていたがん細胞は消滅したのだ。高木さんは、健康体に戻り、その後も経過観察に来てくれている。それ以降、9年が経過するが異常はなく元気だ。

CTやMRIにわずかに見える程度の早期のがんであれば、週2回、1〜2ヵ月のマイクロ波照射で消滅させられる可能性が高い。

一方、進行がんや末期がんの場合でも、手術をせずに、CEATのみで完治させられた例はあるが、CTやMRIなどの画像診断ではっきり確認できるレベルのがん組織の持つがん活性はかなり大きい。それを少しずつ消していくので、どうしても治療期間が長くなる。その間にも身体は蝕《むしば》まれ続けるので、体力を失い、がん腫は減少したとしても、生命力が消失する例は少なくない。大きな池の水をひしゃくで掻《か》き出すような作業だからである。

そうした場合には、摘出手術は好ましい選択肢だ。血管や神経の周辺の腫瘍やリンパ節転移などをいかに取り切るかが大問題だが、CEATとの連携であれば、手術後に共鳴反応検査を行い、それに応じてマイクロ波を照射すれば早晩、がん活性は消滅する。

CEATによって手術や放射線の価値が高まる

転移がんの場合、原発巣が分からなければ、転移がんの積極的な治療を行わないことはすでに述べた。しかし共鳴反応検査を使えば、原発巣はすぐに発見できる。原発巣が目に見えるほど大きくなっていないということは、原発巣の病巣は小さく、治療は容易と考えがちだが、すでに大きくなっている転移巣との両にらみなので、治療期間は比較的長くかかる傾向がある。

また転移巣が大きい場合、私は躊躇《ちゅうちょ》することなく手術を勧めている。これも治療期間を短縮させるための処置である。手術でがん腫を取り去り、その周辺に散在しているがんの芽も含め、取り残しをマイクロ波で消滅させるほうが賢明なのだ。

一方、鼠径《そけい》リンパ節、頸部《けいぶ》リンパ節、鎖骨上窩《さこつじょうか》リンパ節などである程度大きくなってしまった転移巣は、マイクロ波照射だけでは、治療が進まない場合もある。この場合は、放射線療法との併用が有効な場合もあり、免疫療法との併用も効果を期待できる。

ＣＥＡＴならば、再発には万全の対応が可能なので、手術で切除するがん腫以外の正常組織やリンパ節などを最大限に温存することができる。手術の技法は日進月歩である。縮小手術が主流となり、胃や大腸の粘膜の腫瘍では、内視鏡で観察しながら、開腹することなく腫瘍を削り取る方法が一般的で、機能温存手術の方向に向かっている。

このように、ＣＥＡＴを前提とする縮小手術で、既存の現代西洋医学的療法の価値も再評価することができるようになるだろう。私自身は、現在、ＣＥＡＴのみで治療を行っているが、現代西洋医学との併用療法も今後提案されることが望ましいと思っている。

電子レンジを改良したがん治療器

マイクロ波照射療法は、最初から現在のように高い治癒率を実現していたわけではない。現在、私たちが活用しているマイクロ波発生装置は、2000年末に私のクリニックに届けられた装置と大きく異なる。その話をするためにマイクロ波とマイクロ波発生装置について、少し話さなければならない。

すでに述べたようにマイクロ波は、周波数が300MHz〜300GHzの電波（電磁波）だ。その周波数帯のかなりの範囲のマイクロ波が、加熱効果を発揮する。しかし、マイクロ波は通信・放送用に活用されており、一般用途に利用できる周波数帯は非常に狭い。通常の電子機器が、通信・放送用の電波と同様の電波を発すれば、電波障害が発生するからだ。産業（Industry）と科学（Science）、医療（Medical）に使える周波数帯は、その頭文字を取って「ISM周波数帯《バンド》」と呼ばれ、国際電気通信連合（ITU）という国際機関によって厳密に振り分けられており、それに従って各国政府が法律で規制している。

そして、通常の環境で許可なく使える加熱装置の周波数は、2・4〜2・5GHzの周波数帯で、これを「2・4GHz帯」と呼ぶ。電子レンジにも、この周波数帯の電磁波が活用されている。

ちなみにマイクロ波の中でもっとも加熱力があるのは、20〜80GHzという周波数帯のマイクロ波だが、このエリアはすでに通信衛星やレーダーに割り当てられている。生活用具から医療機器までで私たちが使えるマイクロ波は、2・4〜2・5GHzに限定されるのだ。

2000年末、市川雅英《いちかわまさひで》さんが、私のクリニックに持ってきてくれたマイクロ波発生器は、市販の電子レンジを改良したものだった。電子レンジの主要部は、マイクロ波をつくるマグネトロンという真空管であり、ここのアンテナから発されるマイクロ波を、人体の部位に照射するためにパイプ状の部品が外向きに設置されていた。

市川さんは、電子レンジを改良して、がん細胞を殺すことができる機器に仕立て上げたのだ。電子レンジをがん治療器に変身させた事実は、市川さんの発明家としての、また技術者としての優秀さを物語っている。

市川さんが、電子レンジを改造してつくったマイクロ波発生器は、末期がんの患者さんを完治させるといった驚異的な治療効果を発揮したわけだが、残念な結末ももちろんたくさんあった。進行がん、末期がんが、治癒できないのは仕方がないとしても、照射を続けているうちに、がんの症状とは別の異常が発生することがあった。

優れた技術陣による大改良

〝通常、治るはずのない患者さんが治るのだから、こうした「事故」が起こってしまうのはやむをえない〟と当初、私は思っていた。しかし治療を重ねるうちに、「事故」が起こっているのに解決策を探らず、手をこまぬいているべきではないと思うようになった。

2002年に私は、市川さんと「マイクロ波発生装置を改良する権利は、両者が別々に保持し、行使できる」という約束を交わした。これにより臨床経験で培《つちか》ったさまざまなノウハウを生かして、独自にマイクロ波発生装置を改良する権利を私は得ていたのだ。

しかし専門外の私が、自力でできることではないから、電磁気学の専門技術者を探す必要があった。そして2009年以降に助力を得られる技術者集団が徐々に構成されていった。

技術陣が、マイクロ波発生装置を検証すると、さまざまな改良すべき点が確認された。たとえば、マグネトロンのアンテナから発せられるマイクロ波を誘導する導波管は、必要な性能を満たしていなかった。また電気回路が目的に応じて適切に調整されていないので、信号が正しく伝達されず、ズレや感度低下が発生していた。

さらに重大なのは、交流の電気を直流に変換する整流というプロセスで、平滑《へいかつ》な直流にするための高度な調整機能は備えておらず、マイクロ波の出力は周波数のばらつきが大きかった。すでに説明した通り、電子レンジならば食品を温めるのが目的だから、周波数の安定は不要だ。ただ法的な規制に従っていればいいわけだ。

ところが、そうしたバラつきに人間の身体は敏感に反応し、さまざまな不具合が生まれる。「これでは、平滑で安定した出力と周波数のマイクロ波を連続的に照射することはできません」と技術陣は断言した。もし理想的なマイクロ波だけを照射できたならば、その治癒力は飛躍的に高まることが期待できる。そこで我が技術陣は、新たな設計によって、最適な導波管を備え、各種の微調整が可能なマイクロ波発生装置を作製した。また電源電圧を適切に整流することによって電圧の変動を最低限に抑え、マイクロ波電力の出力も安定し、周波数の揺らぎもない状態となり、性能と安全性が飛躍的に向上した。

試作機による臨床治験を重ねて、さらに改良を加えていくという手間のかかる作業を我々は行い、新マイクロ波発生装置は、２０１０年にようやく完成した。

旧マイクロ波発生器と新マイクロ波発生装置の性能と安全性の違いには、私自身が驚いた。私が算出している各臓器のがんの治癒率は、２００１年以降の総患者数と治癒症例から割り出しているが、近年の治癒率は、大きく向上している。そこにはさまざまな要因があるが、マイクロ波発生装置の性能向上の貢献度は多大だ。私は、日々、治癒率の上昇を実感している。私を支援してくれている技術陣は、現在でもマイクロ波発生装置の改良を続けているから、さらに治癒率を高めていけるであろうと期待している。

類似治療によるさまざまな「不都合」の報告

前述のように、私が、今もっとも危惧《きぐ》しているのは、類似治療によるトラブルである。電子レンジを改造してマイクロ波発生器をつくった市川雅英さんには、「さまざまな不都合が発生している」と伝えてきた。しかし、彼は、改良が施されていない旧型マイクロ波発生器をさまざまな医師に提供している。

さらにもう1人、かつてCEATに興味を持ち、私のクリニックに来た医師がいた。彼の希望によって、私は、旧型マイクロ波発生器を一時期、貸していた。ところがその医師は、その機器を返却する前に専門家に見せ、まったく同じ機器を作製した。そしてこの機器を売り始めたのだ。市川さんとは異なり、彼の行ったことは、明らかな裏切り行為である。

この2つの筋から旧型マイクロ波発生器が、全国のクリニックにばらまかれている。そしてそうしたクリニックで治療を受け、耳下腺《じかせん》が破裂した症例が出ており、半年間も照射したにもかかわらず、がんはまったく治っていなかった。いつ肝臓が破裂する患者さんが出てしまうか心配だ。そこまで明白ではなくともさまざまな機会に、そうしたクリニックで発生している「不都合」の報告を受けることもかなり多い。我々は、共鳴反応検査によって緻密《ちみつ》なデータを得て、それに応じて、必要十分なマイクロ波を照射しているが、類似治療では、共鳴反応検査なしで当てずっぽうで照射している例も多いと聞く。

CEATのマイクロ波発生装置が進化しているがゆえに、それ以外のマイクロ波発生器とは、似て非なるものであることを読者に強く訴えたい。

「病原体が、治療の邪魔をしている」という着想

がん活性を消すためにマイクロ波照射を重ねても、なかなか活性が減衰しない症例の中には、サイトメガロウイルスなどのウイルスや連鎖球菌、ボツリヌス菌などの細菌、水銀をはじめとした重金属が、がん腫と共存して邪魔をしている例があることは、すでに述べた。

「犯人」が確認できないままに、治療が期待通りに進まず、がん活性を消しても、また復活したり、再発が確認されたりして、挙《あ》げ句《く》の果《は》てに死に至る例もあった。

がん活性が消失しても、腫瘍の出現または再発を繰り返し、治療期間が長期にわたり、よい結果に至りにくいがん・悪性腫瘍には、肉腫、小細胞肺がん、明細胞腺がん（卵巣がん）、舌《ぜつ》がん、スキルス胃がん、悪性リンパ腫、悪性黒色腫、神経芽細胞腫《しんけいがさいぼうしゅ》などがある。

私は、がん自体の治癒を邪魔するボツリヌス菌などの病原体や重金属とは別に、患者さんの快復を強固に妨げる病原体があるのではないかと考えた。あくまでも勘《かん》にすぎなかったが、幸いなことに、日本バイ・ディジタルO－リングテスト協会は、数多くの病原体の感染の有無をチェックできる標本を販売している。O－リングテストがもっとも得意とするのは、こうした病原体の標本による感染の有無のチェックなのだ。

私は、そうした標本の中から「ダニ」と記された標本を購入した。この標本に入っているのは、「ボレリア・ブルグドルフェリ（Borrelia Burgdorferi、以下、B・Bと略記）」という細菌である。B・Bは、ボレリア属の細菌で、ボレリア属は、ライム病と回帰熱という重い感染症を発症させる。B・Bは、主にマダニによって人間に感染する細菌なので、標本には、「ダニ」と記されているのだ。この標本を人体に近づけて、共鳴反応検査を行った場合、もしこの人が、B・Bに感染していれば、共鳴反応が起こる。

病原体を処理し、難治性のがんを治療する

「ダニ」の標本を購入した頃に、大阪から1人の患者さんがやって来た。1984年生まれの風間由紀さん（仮名）だ。彼女は、15歳の頃、左の前腕部に硬いしこりができ、次第に大きくなった。痛みも色の変化もなかったが、2014年6月に地元のクリニックでしこりを摘出した。そして手術後の病理組織検査の結果は肉腫だった。

風間さんは、CEATによる治療を希望して、14年8月、大阪から来院した。早速、共鳴反応検査を行うと、手術直後ながら左の腕から両肺にかけて、がん活性があり、マイクロ波を1日2回照射し、6回目の14年8月21日にがん活性が消えた。

ところが半年後の2015年2月頃から、手術した左前腕部の肘《ひじ》に近いところに再び硬い腫瘤《しゅりゅう》（しこり）が盛り上がってくるのに気が付いたと言う。再び診察すると、左の腕から両肺に向かってがんの反応があり、再びマイクロ波を1日2回のペースで照射したが、27回を数えてもがん活性は強弱を繰り返しながら完全には消えない。なぜ、ここまで頑固なのか？

そこで私は、試しに「ダニ」の標本で風間さんの共鳴反応検査を行ってみた。すると、

驚いたことに、風間さんは「ダニ」に反応し、メディエーターのO－リングが開いた。「ダニ陽性」、つまりB・Bに感染しているということだ。15年12月7日のことだった。

私は、早速、抗生物質を風間さんに処方し、B・Bの反応がなくなるのを待ち、その後にマイクロ波照射を再開した。するとがん活性はあっけなく消滅し、硬い腫瘤もやがて消え、再び膨隆《ぼうりゅう》する兆候もなくなった。そして風間さんは、２０１８年夏の時点でも異常は確認されず、元気に生活している。

この経験には、私自身が非常に驚いた。そして、これ以降、がん活性が衰えない患者さんには、「ダニ」の共鳴反応検査を行うようにした。

１９６３年生まれの佐藤美紀さん（仮名）もそんな一人だった。佐藤さんは、２０１５年9月に総合病院で印環《いんかん》細胞がんという診断を受けた。印環細胞がんは、悪性度が高い低分化のがんで、胃にもっとも多く発症する。早速、15年10月14日に胃の3分の2を切除する手術が行われた。術後の組織検査では、印環細胞がんが、胃粘膜《いねんまく》の深部（粘膜固有層）に進展しており、一部で粘膜下層にまで浸潤《しんじゅん》していることが判明した。しかもリンパ節への転移が軽度ながらあった。検査画像で、切除した胃の端（切除断端）にはがん細胞が確認されず、がん腫は、きれいに切除されたと総合病院では判断した。

佐藤さんは、念のため、15年12月27日に私のクリニックにやって来た。共鳴反応検査を行うと、総合病院の判断とは異なり、体幹全体に胃がんの活性が広く拡散していた。そこでマイクロ波照射を開始した。それ以降、週1回ペースでマイクロ波を照射したのだが、がん活性が衰える兆《きざ》しが一向に見えず、6ヵ月が過ぎた。

印環細胞がんは厄介ながんだが、それにしてもあまりにも頑固だ。私は、治療を遅らせる原因となる病原体の存在を想定して、共鳴反応検査を行ってみた。すると「ダニ陽性」が確認された。

そこで、Ｂ・Ｂの駆除に効果のある抗生物質を佐藤さんに投与した。すると、半月後の２０１６年7月10日にＢ・Ｂの反応が消え、さらに1ヵ月後の16年8月12日にがん活性が消滅した。マイクロ波照射は全部で35回目だったが、Ｂ・Ｂ駆除後、7回目での快挙だった。

佐藤さんは、その後の経過観察でも異常はない。厄介な印環細胞がんを克服したのだ。

さまざまな動物が媒介する病原体

私は、２０１５年以降、なかなかがん活性が消えない患者さんに、「ダニ」の標本によるチェックをしているが、「ダニ陽性」率、つまりＢ・Ｂ感染率は、なんと72％だ。この「ダニ陽性」の患者さんに抗生物質を投与すると、程度の差こそあれ、がん活性は消滅する。

マダニが媒介《ばいかい》するボレリア属の細菌が、がん活性の消滅を妨げていたということなのだろう。

私は、この幸運な発見以降、なかなか治らないがんの「治らなさ」の犯人捜しのために、さまざまな病原体の有無をチェックした。「ダニ陽性」率の72%はすごい数字だが、「ダニ陰性」の患者さんは、別の病原体に治癒を妨げられている可能性があると考えたからだ。

難治性のがんの患者さんのチェックをしてみると、シラミ、クモ、カ、ハンミョウ、クマムシなどに反応する例があることを確認した。さらに驚いたことにクラゲに反応を示す患者さんがかなり多かった。「ダニ」とボレリア・ブルグドルフェリの関係と同様に、こうした標本には、それぞれの小動物が媒介する病原体が納められていると日本バイ・ディジタルO－リングテスト協会は説明している。また日本住血吸虫《じゅうけつきゅうちゅう》と糞線虫《ふんせんちゅう》という寄生虫に反応を示す患者さんもいた。

こうした確認によって、感染している病原体とがんの部位の関係も見えてきた。たとえば、「ダニ陽性」は大腸がんで圧倒的に多く見られる。

がんの難治性や再発のしやすさに関わっている可能性が高い病原体の種類は、現在も増えている。そして、これらの病原体の駆除という手続きを踏むと、治療効果が発揮されるようになり、今まで治せなかったがんが治癒するようになる。この点でのCEATの進化の可能性は多大であるという感触を持っている。

これらの病原体が、どのようなメカニズムでがん細胞、がん腫と関わっているかを知るためには、今後の研究が必要だ。そしてそのメカニズムが解明されたならば、世界的な発見になる可能性は十分にあると思う。

細菌やウイルスを駆除すると治りが早くなる

１９５０年生まれの倉田肇さん（仮名）は、２０１６年11月の健康診断で、胃がんが判明した。そして、２０１７年2月に地元のがん専門病院で胃の粘膜の一部を削る手術を受けた。術後に受けた説明で、担当医は、「胃周辺のリンパ節への転移がある可能性がありますが、それらを一掃するリンパ節郭清《かくせい》を行えば、転移を防げる可能性があります」と言った。自分なりに調べた倉田さんは、リンパ節郭清には弊害がある上に、転移が防げる可能性は低いことを知り、「リンパ節ごと取れば、完治の可能性は高い」という見解に疑問を感じた。

そこで倉田さんは、17年4月21日に私のクリニックにやって来た。共鳴反応検査を行うと、胃の周辺の広範にがん活性があり、マイクロ波照射を開始した。また後日、他の病原体の感染の有無を共鳴反応検査で見ると、非定型抗酸菌（非結核性抗酸菌）という呼吸器に異常をもたらす細菌と細菌の一種であるクラミジア、さらに鳥インフルエンザウイルスに反応した。そこで抗生物質を投与すると、3つの病原菌の反応は10日後に消えた。そして初診から20回目の17年7月10日のマイクロ波照射後の検査でがん活性が消えた。これは、粘膜下層や静脈へ浸潤している胃がんとしては、異例にスムーズな治癒であり、リンパ節に転移しているがんとしても、治癒は異例に早い。

がん回復期症候群への対応

私のクリニックにやって来た患者さんには共鳴反応検査を行い、がん活性が確認されたらマイクロ波照射を重ねて、少しずつがん活性が弱まっていくのが通常の治療パターンであり、「がん活性ゼロ」となった時に、患者さんは、がんから解放される感激を味わう。

私も以前は、この段階を「治癒」と考えて、それ以降、マイクロ波照射は行わず、経過観察を続けていた。もちろん今でもこのパターンに変わりはないが、現在は、がん活性ゼロ以降も「しばらく安静にしている」ことを強く勧めている。

初期・早期の身体へのダメージが少ない状態であれば、そうした配慮は必要ないが、進行がんでは、患部や転移巣を中心に、がんによって組織や器官が広く破壊されている。がん活性がゼロになった時点で、患者さんの自然治癒力によって、この破壊された組織の再生が開始される。つまり「がん活性ゼロ」は「治療のゴール」ではなく、「治癒のスタートライン」なのだ。

この段階には、栄養と安静が不可欠だ。がんの進行度が高ければ高いほど、回復には手間がかかる。この間に腫瘍マーカーが上昇したり、がん腫が増大しているような画像が確認されることがある。その原因は、すでに述べたように、カビ、サイトメガロウイルスなどだが、これもがんの侵襲《しんしゅう》で破壊された組織の修復過程における混乱である。

「がん活性ゼロ」と聞いた患者さんは、死をも覚悟した命が救われたことを意味するのだから、まさに天にも昇る思いを味わう。そしてやにわに、酒を飲んだり、タバコを吸ったり、と急いで元の生活に戻ろうとする人がいる。または、ゴルフやジョギングなどの本格的な運動を開始する人もいる。

しかし、長い間観察をしていると、そうしたケースで、短期間に症状が戻り、悪化するケースがある。また、この期間に飛行機に乗ると、気圧の変動が悪影響を及ぼすことも分かってきた。

しかもこうしたケースでは、元の状態に戻るのではなく、急速に悪化し、短期間で死亡するという例も少なくない。

近年は、そうした悲劇を避けるために、私も適切なアドバイスができるようになり、復調の度合いに応じて、患者さんにできることとするべきではないことを伝えている。

この「がん回復期症候群」に関する知恵も、ＣＥＡＴの治癒率向上に大きく貢献している。

第6章

各種のがんとCEATの症例

CEATをスタートしてから18年間に、7000名近い患者さんの治療を行ってきた。第6章では、各臓器のがん・悪性腫瘍《しゅよう》についての治療の実際を紹介し、必要に応じて現代西洋医学的な治療との対比を行い、さらに症例も紹介していく。

1 転移性脳腫瘍《てんいせいのうしゅよう》

症例 K・Tさん（1958年生まれ、男性）

K・Tさんは、2017年3月中頃から、喘息様《ぜんそくよう》の咳《せき》が継続し、17年5月25日に神奈川県のがん専門病院の検査で、右肺門部周辺に2・5㎝の腫瘍が確認され、小細胞がんと診断された。担当医から、悲観的な見込みが伝えられたので、17年6月27日に当院初診。胸部全体にがん活性があり、細菌の一種、ボレリア・ブルグドルフェリの反応があった。そこでマイクロ波照射とともに、ボレリア除菌の目的で抗生物質を投与した、すると7日後に呼吸が楽になり、マイクロ波照射12回目の7月18日に咳が止まった。ところが、立っていると左足が震えるということで、7月25日に検査をすると脳にがん活性があり、活性は次第に強くなった。MRIでは、左前頭葉深部に転移性脳腫瘍が見られた。そこで川崎市の総合病院に放射線でがん腫を殺すサイバーナイフを依頼した。この頃、左手にも軽い麻《ま》痺《ひ》が出た。総合病院では、脳の浮腫《ふしゅ》を取るためにステロイドを投与し、17年8月にサイバー照射が３日間行われた。するとマイクロ波照射26回目の8月21日にすべてのがん活性が消え、８月31日にＫ・Ｔさんは手足の機能も正常な状態に戻り、経過観察に来院した。

2　脊髄腫瘍《せきずいしゅよう》〔症例数：６例〕

脊髄腫瘍は、現代西洋医学では治療法がないが、ＣＥＡＴでは6例が、完治または改善している。

症例　Ｉ・Ｔさん（1967年生まれ、男性）

Ｉ・Ｔさんは、２００３年頃から左の股関節《こかんせつ》に痛みを感じ、続いて左つま先にしびれを感じていた。２００９年8月に大学病院でＭＲＩ検査を受けたところ、脊髄腫瘍と診断され、「治療が困難」と主治医から宣告された。脊髄はすべての臓器とつながり、運動や知覚を司《つかさど》っている神経の束だ。第2胸椎《きょうつい》周辺が強い異常信号を示し、第1腰椎《ようつい》と第2腰椎の間の椎間板《ついかんばん》が膨《ふく》らみ、脊髄膜を圧迫し、特に左側の神経の出口が狭くなっていた。２０１０年2月に脊髄を圧迫していた脊髄膜の外側を切除し、3月から4月に放射線治療が行われた。

大学病院では有効な治療法がないので、10年11月2日に当院初診。脚を支えるため、手と腕に金属サポートを付けた杖《つえ》で来院した。共鳴反応検査では、脊椎《せきつい》全体にがん活性が見られたので、マイクロ波の照射を開始。すると照射6回目の11月18日、左脚関節を引き上げることができるようになり、少し歩けるようになった。また12月3日、9回目のマイクロ波照射で足底部の感覚が戻って、サポーターの金属を外すことができ、2011年2月22日に左大腿骨《だいたいこつ》が上がるようになった。またMRI画像で残存腫瘍の消失を確認。11年3月～12月までマイクロ波を12回、2012年10月末までに42回照射し、2013年9月、がん活性は完全に消失。2018年9月にもI・Tさんは、杖のみの自力歩行で経過観察に来ており、がんの完治を確認している。

3　上顎洞《じょうがくどう》がん、上顎がん〔症例数：3例〕

上顎洞がんは自覚症状がなく、発見された段階でほとんどが進行がんである。しかしマイクロ波でいずれも劇的に改善している。手術や放射線療法では、鼻の変形や唾液《だえき》分泌障害の後遺症があるが、CEATではそれも一切ない。

一方、上顎がんは、手術し、抗がん剤、放射線を駆使して治療しても変形が残り、放射線による唾液分泌障害が残る。しかも再発が多いが、ＣＥＡＴは、ある程度進行した場合でも治癒《ちゆ》が期待できる。

症例　Ｓ・Ａさん（1954年生まれ、男性）

Ｓ・Ａさんは、２０１３年12月頃から頭痛があったが、頭部のＭＲＩ画像では異常がなかった。さらに２０１４年１月、右上顎の痛みと頭痛で耳鼻科を受診し、右上顎がんの診断を受けた。しかもがん腫は、顎骨（あごの骨）や眼球などにも転移が確認される深刻な状況だった。そこでがん専門病院に行ったＳ・Ａさんは、陽子線治療を受けた。その成果があり、１週間後に痛みが取れ、ＭＲＩ画像で腫瘍の縮小を確認した。しかし、転移が確認されている以上、がん専門病院では、右眼球摘出、右上顎を歯と共に摘出する手術は避けられないと判断し、手術を予定した。

そうした中でＳ・Ａさんは、２０１４年５月16日に当院初診。右頬《みぎほお》は少し膨らみ、皮膚には放射線による皮膚炎があった。共鳴反応検査では、強いがん活性が前頭部から上胸部までの広いエリアに確認されたのでマイクロ波照射を開始した。とりあえず、がん専門病院での手術を延期してもらい、マイクロ波照射を月３回のペースで行うと、31回目の２０

15年3月26日にがん活性は消えた。またがん専門病院での検査でも、異常は発見されず、「治癒に向かっている」言われた。容貌を大きく損ねる大掛かりな手術は回避されたのだ。

その後、感染のためか頬が腫《は》れてきたので、友人の医師に頼んで、最小限の排膿《はいのう》手術をしてもらった。その後の検査でもがん活性はなく、腫れも引いてきた。S・Aさんと私は、眼球や上顎の摘出を免《まぬか》れたことに胸を撫《な》で下ろし、握手を交わした。

4 甲状腺《こうじょうせん》がん、耳下腺《じかせん》がん〔甲状腺がんの症例数：69例〕〔耳下腺がんの症例数：3例〕

甲状腺がんや耳下腺がんはマイクロ波に非常に感受性が高い。それは皮膚に近いからかもしれない。甲状腺がんでは、手術を受けずにCEATだけの治療を行った例での治癒率は90％以上。耳下腺がんで耳下腺の深層にまでがん腫が達している場合でも高い治癒率を確保している。耳下腺がんが進行すれば、耳下腺の全摘手術は避けられず、その場合、顔面神経を損傷し、表情が変わり、神経麻痺《まひ》を伴い、表情がつくれなくなる場合も多い。また放射線治療の場合、唾液分泌障害で唾液が出なくなり、治癒しても生活の質の低下が必須だが、マイクロ波照射療法は、後遺症なく、高率で完治させることができる。

症例　Ｍ・Ｔさん（１９７４年生まれ、女性）

Ｍ・Ｔさんは、２０１３年10月頃、左顎《ひだりあご》の下に腫瘍があるのを他人から指摘された。自覚症状はなかったが、２０１４年2月に趣味のダイビングをしている時に自覚した。そこで東京都内の総合病院で検査を受けると、担当医は、良性腫瘍と判断し、14年7月24日に手術を行うことになった。Ｍ・Ｔさんは、顔面神経麻痺を怖れ、表在の腫瘍のみの摘出を希望し、担当医は、顔面神経に付着していた腫瘍を剝《は》がすように摘出した。しかし14年7月31日に出た術後の病理組織検査の結果では「断端に悪性所見を認める」とあり、耳下腺がんであることが判明した。そこで14年8月から10月31日まで放射線治療を33回行い、66グレイという多くの放射線を照射した。

Ｍ・Ｔさんは、さらに大事をとって、14年10月23日にアドバンス・クリニック東京を初診。ＣＥＡＴ認定医の石井宏則《いしいひろのり》院長の治療を受けた。総合病院での治療後ながら、共鳴反応検査でがん活性が認められ、マイクロ波照射を開始した。15年5月まで7ヵ月間に47回のマイクロ波照射を行い、地理的な都合で、15年5月29日に当院に移った。すでにがん活性は弱くなっており、15年6月9日まで3回のマイクロ波照射でがん活性は消滅。それ以降の経過観察でがん活性出現の気配はない。Ｍ・Ｔさんが、顔面神経麻痺を回避する希望を医師に伝えてくれたので、生活の質を一切落とすことなく、健康な生活に戻ることができた。

5 舌《ぜつ》がん、口腔粘膜《こうくうねんまく》がん〔症例数：25例〕

現代医学では初期であっても手術が先行する。手術で欠損した部分に皮膚移植や遊離皮《ゆうりひ》弁《べん》（微小血管の付いた皮下組織と皮膚を切り離して、患部の欠損部に移動し、微小血管を吻合《ふんごう》する）を用いても、発音の障害は残る。しかしCEATの場合、頸部《けいぶ》リンパ節の腫脹《しゅちょう》していない初期のものは容易に治癒する。進行した例では、手術と併用するとよい結果が期待できる。ただしリンパ節転移の度合いが大きいと治癒率は低下する。舌がんは、高い確率でマダニを宿主とする細菌であるボレリア・ブルグドルフェリに反応する。この細菌を駆除すると治癒期間の短縮と再発を防げることが、最近分かった。

症例　I・Tさん（1946年生まれ、女性）

2012年9月、66歳の時、I・Tさんは、舌の右裏に腫れを感じた。痛みはなかったが、徐々に大きくなってきたので、埼玉県の大学病院で病理組織検査を受けたところ、舌《ぜっ》下腺浅葉嚢胞《かせんせんようのうほう》がんという診断を受けた。しかし驚くことに治療を一切行わずにいた。すると1年後の２０１３年10月に肺への転移が確認された。そして13年11月、大学病院の口腔外科から陽子線治療センターを紹介された。そこでは、右こめかみから抗がん剤の動脈注射を7回受け、陽子線治療を週5日のペースで照射し、2年がかりで35回の治療を行った。しかしわずかな成果が確認されただけで、陽子線治療センターからは「これ以上の処置の方法がない」と言われた。

２０１６年3月10日、当院受診。下眼瞼《かがんけん》から剣状突起《けんじょうとっき》（胸骨の最下部）下までがん活性があり、肺にもがん活性があり、その領域にマイクロ波を照射。6回目の照射後に下唇の痛みが消え、7回目の照射後に出血も痛みも止まり、9回目の照射後の16年4月20日、ＭＲＩで唾液腺の腫瘍が消えたことが確認された。そしてマイクロ波照射23回目の16年6月10日にがん活性が消失した。16年6月23日のＣＴ所見は「肺転移は微増大、右口腔底には明らかな増大を認めない」で、体調も改善した。16年10月に不変だった肺の転移像は、２０１７年2月に縮小。陽子線治療センターの3人の医師が、治療経過を見て、マイクロ波の効果を認めた。

6　咽頭《いんとう》がん〔症例数：19例〕

咽頭がんは、顎下《がくか》リンパ節および頸部リンパ節を摘出する場合も多い。これらがある程度大きくなっていれば手術もやむを得ないが、放射線治療は、後々唾液腺の分泌障害を残し、食べ物の摂取時に難儀する。ＣＥＡＴの場合、初期では部位にかかわらず完治し、末期がん以外は全員経過良好である。腫瘍が小さく、リンパ腺節の腫脹がなければ、マイクロ波だけでも十分である。また進行例でも拡大手術を行った後の再発防止に貢献できる。

症例　W・Mさん（１９４４年生まれ、男性）

W・Mさんは、68歳だった２０１２年11月に国立がん研究センターで中咽頭がんが発見され、しかもステージⅣbとかなり進行していることが分かった。手術は不能で放射線と抗がん剤治療を受けていたが、２０１５年3月、右肺上葉へ転移したため、上葉を摘出。腎機能が悪化してきたので、抗がん剤を止めて分子標的薬に切り替えた。その時点で「余命1年」と宣告された。その時の腫瘍マーカーはＳＣＣ（正常値１・５ng／mℓ以下）が22ng／mℓだった。

15年5月27日にアドバンス・クリニック函館で受診し、ＣＥＡＴ認定医である平山繁樹《ひらやましげき》院長が治療を行った。しかし２ヵ月後に当院の予約が取れたので、15年８月４日に当院受診。共鳴反応検査では、咽頭がんの活性が残っていたので、マイクロ波を22回照射し、15年10月27日にがん活性は消滅。経過観察に入った。ＳＣＣは２・５ng／㎖だったが、２０１６年４月と６月の国立がん研究センターのＰＥＴ検査では右上葉に影があると言われた。16年５月にＳＣＣが３・３ng／㎖になったこともあり、抗がん剤を勧められたが、Ｗ・Ｍさんは断って経過を見ていたら、ＳＣＣは２・０ng／㎖に下がった。がん活性はなく、サイトメガロウイルスの反応だけだったが、胸部単純写真で胸の陰影が若干増大し再発と言われた。しかし16年10月に国立がん研究センターで「再発ではなく炎症だった。すべての検査が良好」と言われた。２０１８年の経過観察でも異常はない。

7　喉頭《こうとう》がん〔症例数：17例〕

喉頭がんでは、発生部位によっては早期に声を失う場合があるが、現代医学的検査法では早期発見は難しい。喉頭がんの大きめの腫瘍に対しては、放射線でがん腫を縮小または消滅させた後に、周辺に必ず飛び散っているがん活性をマイクロ波で消す、あるいは、まずマイクロ波を照射し、がん活性を消し、凝固壊死《えし》させてから、残骸《ざんがい》を気管支鏡で取るなり、サイバーナイフで縮小させる方法が有効である。

症例　H・Yさん（1958生まれ、男性）

H・Yさんは、2014年3月に声が出なくなっては回復する、ということを何度も繰り返し、14年12月に神奈川県内の総合病院で検査を受けたが、「クラスVの扁平上皮《へんぺいじょうひ》がん」と診断された。扁平上皮がんは、皮膚、消化管などにある薄く平らな細胞で構成される扁平上皮組織にできるがんの総称で、クラスVは進行がんの疑いを意味する。担当医からは「悪性だが転移はない」と言われた。2015年1月から喉頭部に放射線を10回照射し、抗がん剤を3回服用し、その後の検査で「がんは縮小した」と言われた。しかし15年12月に呼吸困難が発生したため気管を切開した。気管に狭窄《きょうさく》が発生したことが原因だった。狭窄部位に粘膜の発赤《はっせき》と糜爛《びらん》（ただれ）があり、声は出ず、「がんの浸潤《しんじゅん》の可能性が高い」と言われた。甲状腺左葉にかけて腫瘍があり、2016年3月27日から再度抗がん剤を受けた。

16年5月22日に当院受診。共鳴反応検査で、頸部から肺の上部の広範囲にがん活性の拡散を確認した。マイクロ波照射を開始し、照射6回目の16年6月8日、声が少し出るようになった。6月11日の総合病院での検査では、声帯の一部が動いていないが、腫瘍の縮小が確認された。マイクロ波照射18回目の16年7月21日にがん活性が消失。16年9月30日のＭＲＩで転移なし。16年12月10日、気道確保のために挿入していた気管カニューレを総合病院で除去し、縫合《ほうごう》してもらった。主治医は「また開くぞ」と言ったそうだ。２０１７年1月に残っていた2㎝の腫瘍に川崎市内の総合病院でサイバーナイフ治療を行った。その後のＣＴ検査で、腫瘍は０・８㎝×１・５㎝に縮小。それ以降非常に元気で、発声訓練中である。

8　肺がん〔症例数：５１８例〕

肺がんの場合、苦痛を強いる気管支鏡検査を行ったり、病理組織検査の目的で開胸したりするが、ＣＥＡＴでは体外から即座にがんを発見し、その推移を観察できる。当院で肺がんと診断された患者さんの実に1割は、他の病院でがんを否定されていた。共鳴反応検査を行って早期がんであることが判明した例である。

また肺は臓器の中でも空気が多いためか、マイクロ波の浸透性が優れている。治癒率は、前期であれば手術の有無に関係なく80％以上。ただし小細胞がんは、扁平上皮がんよりも治療期間が長引く。がんの活性が消えても、胸水《きょうすい》の滲出《しんしゅつ》が長引く場合は、胸膜癒着《ゆちゃく》術が行われるが、これでも効果がない場合もある。胸水に対するマイクロ波の効果はない。肺がんの場合、マイクロ波でがん活性を消した後、大声を出したり、ゴルフのプレーをしたり、太鼓を叩《たた》くなどの振動を加えたり、運動して大きな呼吸で胸壁を動かしたりすると、胸水が溜《た》まる場合がある。肺がんの活性が消えた後数ヵ月間は、安静養生《ようじょう》が大切である。特に飛行機は、気圧の大きな変化によって、病状の悪化や再発の危険性を誘発しやすい。

肺がんの病巣が大きい場合、マイクロ波によって壊死したがん組織に、カビ、サイトメガロウイルス、クラミジア、マイコプラズマ、ブドウ球菌、連鎖球菌などが感染し、これらが増殖すると画像診断でがんと診断され、抗がん剤が投与される危険性がある。

症例1　Y・Tさん（1954年生まれ、男性）

Y・Tさんは、2011年3月4日。勤務先で受けた健康診断で肺がんが疑われ、総合病院で検査したところ、「右肺がん、右鎖骨《さこつ》リンパ節転移。手術不能」という診断を受けた。組織検査では、「扁平上皮がん＋小細胞がん」と判明した。11年3月末から抗がん剤による化学療法を4回受け、その後11年6月まで、33回の放射線治療が行われた。しかし抗がん剤も放射線も副作用がきつく、Y・Tさんは治療を断念せざるを得なかった。

そして11年９月１日に当院初診。マイクロ波を胸部に照射し、２０１２年２月14日まで36回照射するとがん活性は消えた。その後に胸部Ｘ線検査で「異常なし」と言われて経過観察に入った。しかし２年半後の２０１４年７月28日の胸部のＰＥＴ－ＣＴ検査で転移を疑う陰影が見られ、２０１５年２月の検査でも再発と言われたが、がん活性がないので「そのまま放置」を勧めた。ＣＥＡＴを信じてくれたＹ・Ｔさんは、２０１８年末現在も健在である。

症例２　Ｆ・Ｔさん（１９５２年生まれ、男性）

長い喫煙歴があるＦ・Ｔさんは、２０１６年６月に高い声が出なくなり、６月24日に群馬県の総合病院で検査を受けると、「左肺がん、扁平上皮がん」と診断された。しかも「ステージⅣの進行がんで手術不能」ということだった。16年７月15日の画像診断で、左肺下葉に高濃度浸潤像を認め、右上葉と下葉にも小さな浸潤像を認めた。さらに左右に少量の胸水、左肺門や縦隔《じゅうかく》（左右の肺の間）に肥大したリンパ節が確認できた。16年７月28日より放射線治療、９月21日より抗がん剤服用を開始、その後、血小板の減少が認められた。

そのような非常に厳しい状態で16年11月11日に当院初診。呼吸が十分にはできず、携帯用酸素ボンベを装着していた。共鳴反応検査を行うと、肺がんの反応が前胸部から臍《へそ》の領域まで拡散していたので、マイクロ波照射を開始。すると16年12月8日に咳の回数が減少、12月15日頃から呼吸が少し楽になり、酸素ボンベ依存度が減り、咳が止まった。2017年1月19日の診察では、歩く時以外には酸素ボンベは不要となり、17年2月7日にがん活性が消失した。17年2月14日には酸素ボンベも不要となり、その後もその状態で良好に推移している。

症例3　T・Sさん（1974年生まれ、女性）

背中に強い痛みを感じたT・Sさんは、2016年2月、千葉県内の循環器専門病院で「肺腺がん」という診断を受けた。しかも脳と背骨への転移が確認され、進行がんであることが分かった。T・Sさんは、CEATの存在を知っており、予約の電話をくれたが、私のクリニックの予約が混んでいたので、東京都中野区のナガヤメディカルクリニックを受診し、CEAT認定医の永谷信之《ながやのぶゆき》院長の治療を16年2月上旬に4回受けた。しかし、通うのが大変だったこともあり、T・Sさんは、4月末に循環器専門病院に戻り、脊椎と脳腫瘍へガンマナイフ（精密放射線照射装置）を16年9月まで照射し、背中の痛む部位に対して、放射線治療や抗がん剤治療を受けた。さらに16年10月からは分子標的薬のイレッサの服用を開始した。分子標的薬は、がん細胞の増殖を促進する酵素の働きを阻害してがん細胞を抑え込む。また背部痛対策として、朝夕鎮痛用の麻薬を用いるようになった。

そして２０１７年２月８日にアドバンス・クリニック横浜初診。共鳴反応検査では、頭部全域、体幹全体に強いがん活性が拡散しており、脊椎に4ヵ所、両腸骨《ちょうこつ》外側に転移性のがん活性が認められた。マイクロ波照射を開始したが、がん活性の低下する兆《きざ》しは見えなかった。しかしマイクロ波を20回照射した17年5月2日にがん活性は消失した。

こうしてT・Sさんは回復期に入ったが、すぐに症状が消え去るわけではない。まず激痛は治まり、麻薬を離脱でき、鎮痛剤であるロキソニンを就眠前に服用する程度まで回復した。その後、体調や顔色も改善し、骨転移部位も正常に戻る期待が持てた。17年秋まで続いていた循環器専門病院でのイレッサの服用も終了し、２０１８年末段階で異常はない。

症例4　S・Mさん（１９４７年生まれ、男性）

S・Mさんは、２０１１年6月の健康診断で、左肺がんが発覚した。X線写真では、気管支陰影の増強と両肺門部に顆粒《かりゅう》状、斑点《はんてん》状の陰影が散在しているのが確認され、ステージⅡbという診断だった。S・Mさんは、約40年間喫煙を続けてきた。

そこで11年6月に国立がん研究センターで、左肺下葉切除とリンパ節郭清の手術を受けた。組織所見は、「浸潤・転移しやすい低分化型の大細胞がん」で、「5年生存率は5～10

%で余命1年」だった。抗がん剤による化学療法を勧められたが、S・Mさんは拒否した。そして藁《わら》をもつかむ思いで、11年10月28日当院初診。共鳴反応検査を行ってみると、胸部全体に肺がんの強い活性を認めたので、その日からマイクロ波を照射した。そしてマイクロ波照射30回目の2012年2月20日に肺がんの活性が消えた。X線検査でも著《いちじる》しい改善が確認でき、2014年6月の胸部X線写真でも再発の兆候はなく、2015年1月の肺のCT、2016年7月のX線写真にも異常はなかった。S・Mさんは、肺がんを克服した。その後は年1回の経過観察を続けており、2018年末段階も元気だ。

9　乳がん〔症例数：714例〕

早期の乳がんは、マイクロ波照射のみで治癒可能だが、がん活性が強い場合には、治療にかなりの期間を要するので、当院の患者さんの約80%は手術を受けている。限局性乳がんで、乳房温存手術を受けた患者さんでも、進行がんで大胸筋を切除した患者さんでも、手術後にマイクロ波照射でがん活性を消滅させることは、再発・転移防止に重要だ。

乳がんでは、センチネル、腋窩《えきか》（わきの下）リンパ節への転移が起こりやすい。腋窩リンパ節を多く摘出すると、不快な腕のリンパ浮腫が一生残る人が多いのでやるべきではない。この場合も、マイクロ波照射によって、リンパ節が後遺症なく正常になった例が多い。

乳がんは転移しやすいので、早期発見がことに重要だ。そのため、最近は、乳腺外科では乳管内の内視鏡も発明されているが、共鳴反応検査なら超早期発見が可能だ。

症例１　Ｋ・Ｋさん（１９３７年生まれ、女性）

Ｋ・Ｋさんは、20年以上前の１９９６年にＳ大学病院で左の乳房に直径約２㎝の腫瘍が発見され、左乳房全摘術が行われた。その後、ホルモン療法を5年行ったが、２００６年6月に右の乳房と第2腰椎、脳へと転移が進み、放射線の全脳照射を受けた。しかしその副作用で歩行困難になり、その後、大学病院で治療を続けていた。8年後、ＣＥＡＴの存在を知り、２０１４年11月に杖と夫に支えられながら、ＣＥＡＴ関連病院である池袋にあるアドバンス・クリニック東京を受診した。アドバンス・クリニック東京で7回のマイクロ波照射療法を行った後、地理的利便性ゆえに当院に移り、治療を継続した。がん活性は次第に低下し、当院での27回の治療、アドバンス・クリニック東京での治療を含めて34回目のマイクロ波照射でがん活性は消えた。

その後はなんと杖を持たず、自力で当院を訪れ、微笑《ほほえ》みながら経過観察を受けている。

Ｓ大学病院における２０１５年2月10日の脳のＭＲＩ検査の担当医の所見には、「前回と著変《ちょへん》はなく、大脳、小脳に多数の転移像が見られる」と記されている。しかし、K・Kさんの体調は大きく改善されており、問題は特になかった。この状態を、担当医はいったいどう思っているのだろうか。画像診断とエネルギー診断の差をまざまざと感じる。

K・Kさんは、自宅では遠赤外線温熱器による治療も継続しており、その効果も手伝って、2018年末段階でも健康を保っている。

症例2　K・Yさん（1941年生まれ、女性）

北海道在住のK・Yさんは、2011年7月、右乳房乳頭部の真下に硬い腫瘤《しゅりゅう》の存在を感じ、札幌市の総合病院で検査をすると、「乳がんでステージⅣ」という診断が下った。「手術は可能」ということだったが、K・Yさんは断り、11年8月3日に当院初診。乳がんの反応が両頸部リンパ節、鎖骨上窩、腋窩部、全胸部に広く拡散していた。そこでマイクロ波照射を開始し、17回目の2012年2月21日に、がん活性は消えた。経過観察が必要だったが、札幌在住のK・Yさんは、札幌に帰ったきり連絡がなかった。

その後、転倒して右腕を骨折して札幌市の病院に入院した時、右の脇腹の上に腫瘤があることを指摘され、2017年4月23日に5年ぶりに来院した。診《み》ると以前と同じように強い乳がんの活性が、鎖骨窩、腋窩上部、全胸部に広く拡散しており、マイクロ波を照射した。照射12回目の17年7月19日以降、がんの活性は消えた。乳がんの腫瘍が拡大する因子である日本住血吸虫《じゅうけつきゅうちゅう》の反応があったので、マクロライド系抗生物質で消した。２０１８年秋段階も経過観察中であり、異常はない。

10 食道がん〔症例数：52例〕

米粒大までの食道がんは、マイクロ波照射と遠赤外線温熱器で壊死させることができる。狭窄をきたしている食道がんの治療は、手術でがん腫を含め食道を切除し、食道再建の後、マイクロ波を手術創《そう》とその周辺に照射する。小さな転移がある場合でも、マイクロ波照射で抑え込むことできる。

症例　Ｋ・Ｋさん（１９５９年生まれ、男性）

２００８年秋頃、食べ物の味が変わってきたように感じたＫ・Ｋさんは、胃腸科医院で内視鏡検査を受けたが、異常なしと言われた。しかし症状は一向に改善せず、食べたものが喉《のど》に引っかかる感じもあった。そこで２００９年1月、以前から知っていた当院を受診。共鳴反応検査を行うと、口腔内から食道に弱いがん活性があり、歯周病《ししゅうびょう》菌の反応があった。また胃にはピロリ菌が確認された。歯周病菌とピロリ菌は共存共栄の例が多い。初診時からマイクロ波照射を開始し、歯周病菌とピロリ菌排除のためミセル化抽出《ちゅうしゅつ》プロポリスの服用を勧めた。K・Kさんは、これを機会に喫煙を止めた。週2回のマイクロ波照射を3週間ほど続けると、がん活性は消え、歯周病菌とピロリ菌も消えた。食道も胃の調子もいつの間にか正常になっているのに気づき、その後は快調な日々が続いている。

11 胃がん〔症例数：410例〕

マイクロ波の浸透性は、腹部のように脂肪組織と水分が多いところは、胸部などより低いが、手術不能の胃がんでも集中治療を行えば意外によい結果が出ている。前期の胃がんで、部分切除手術を行い、術後にマイクロ波を照射した例では、80％以上が再発なく完治している。一般に再発率が高いスキルス胃がんでも、胃全摘後、マイクロ波照射でがん活性を消滅させて7年以上変わりがない例や、胃の部分切除後、マイクロ波照射でがん活性を消滅させて治癒した例も数多い。ただし、スキルス胃がんは長期間の治療を要する。

一方、近年、粘膜がんの治療法として内視鏡による粘膜切除術が普及しているが、このケースでの再発率の高さが問題になっている。しかし、内視鏡による粘膜切除後にマイクロ波照射を行うことで、胃全摘を免れた人もいる。

胃の調子が悪く、食べ物の味がしない、しゃっくりなどの症状がある人の共鳴反応検査をすると、ピロリ菌を伴っている例が多い。ピロリ菌に対しては、ミセル化抽出プロポリスが有効である。この菌の完全永久駆除はできないが、活性を抑えれば食欲も出てくるし、がんの予防にもつながる。最近、スキルス胃がんに梅毒《ばいどく》スピロヘータ（細菌）が高率に関与していることが分かり、スキルス胃がんの治癒も射程距離に入ってきた。

症例１　Ｒ・Ｈさん（１９５１年生まれ、男性）

２０１０年４月14日、Ｒ・Ｈさんは、非スキルス胃がんのため、埼玉県の総合病院で胃全摘手術を受けた。その時、傍大動脈にリンパ節の腫脹が発見されたが、摘出手術はできないので、経口抗がん剤を10年６月末まで30回服用した。しかし効果は確認できず、この時点で担当医から「余命２ヵ月から半年」と宣告された。

10年７月１日に当院初診。共鳴反応検査では、腹部に広範囲の強いがん活性が確認されたので、マイクロ波照射を開始。初診日より10年12月末まで22回照射したが、10年10月中旬に「身体が楽になってきた」と語った。10年７月以降も抗がん剤を服用していたが、10年８月で中止した。10年12月初旬のＣＴ検査で、腫脹が見られた３個のリンパ節のうち２

個は腫脹が消え、10年12月末のさらなる検査で3個目の腫脹は消失し、完治が確認された。それ以降、7年間以上の経過観察で異常は発見されていない。

症例2　K・Yさん（1950年生まれ、女性）

特に自覚症状はなかったが、2012年秋に友人と一緒に胃の内視鏡検査を受けに行ったところ、K・Yさんにスキルス胃がんが発見された。そこで2013年1月に都内の大学病院で胃の3分の2を切除した。術後の病理組織検査でステージⅡという病期を知らされた。その後、抗がん剤であるTS−1を13年6月まで服用した。

2014年1月20日、当院初診。共鳴反応検査では、体幹全体に胃がんの活性が確認でき、マイクロ波照射を開始した。14年4月7日、マイクロ波を23回照射した後にがん活性は消えた。その後の経過観察でも現在までがん活性はなく、快調である。スキルス胃がんでも、早期に発見すれば、CEATの効果は十分期待できることを示す症例である。

12　十二指腸乳頭部がん、胆管がん〔症例数：32例〕

この部位のがんは非常に予後《よご》が悪い。その理由は発見が遅れがちな点にある。また近くに膵臓《すいぞう》と肝臓があり、多くのケースで転移し、肝臓の一部と膵頭部を切除しなければならなくなる。ただし術後、残っているがん活性をマイクロ波で消せば、完治も期待できる。

症例　Ｔ・Ｋさん（１９４３年生まれ、男性）

Ｔ・Ｋさんは、２０１３年１月、黄疸《おうだん》が出て、都内の総合病院で診察を受け、胆管がんが発見された。診断は、他の臓器への浸潤はないステージⅡで手術可能。そこで13年３月14日に膵頭部、胆管、十二指腸を切除する手術が行われた。その後、抗がん剤を服用していたが、13年６月18日に当院初診。共鳴反応検査では、胆管がんの活性が下胸部から臍周辺まであり、マイクロ波を照射。８回目のマイクロ波照射後、がん活性は消失し、その後、経過観察に来ているが、現在まで問題はない。

13　肝臓がん〔症例数：68例〕

肝臓のがん腫が小さく、体力があれば80％以上治癒は可能。共鳴反応検査による超早期発見群では、95％以上の完治が期待できる。ただし肝臓がんは個人差が大きいという特徴がある。そして、がん腫が大きい場合には手術が不可欠となる。

肝臓がんは、8割以上がウイルス性肝炎を原因とするが、脂肪肝、アルコール性肝障害、肝吸虫《かんきゅうちゅう》、膵吸虫《すいきゅうちゅう》、ボレリア・ブルグドルフェリなどの影響、ダイオキシン、水銀などの有害重金属によるものなど多彩だ。肝臓には、有害重金属、特に水銀が蓄積する例が多く、抗がん剤の蓄積も見られることがある。これらは、膵臓、大腸にも蓄積されることが多いが、経口活性炭の服用により、これら有害物質が大便とともに排泄《はいせつ》されると、肝臓や膵臓の重金属も消失し、治癒を早める。また慢性C型・B型肝炎ウイルスは、マイクロ波に感受性が高く、全身のマイクロ波照射で、C型肝炎では、14〜15回、B型肝炎では18〜20回でウイルスの活性は消える。

症例　S・Kさん（1938年生まれ、男性）

栃木県在住のS・Kさんは、77歳だった2015年8月24日、宇都宮《うつのみや》市の総合病院で肝臓がんの診断を受けた。そして15年9月30日に東京大学医学部附属病院で手術を受け、7cm×4cmのがん腫を摘出した。1年後の2016年10月の検査で再発が確認され、16年10月18日にカテーテルによる肝動脈塞栓術《そくせんじゅつ》を受け、4日後に放射線治療を受けた。しかし肝臓内には細かながん腫が広がっていることが確認され、「余命2年」と宣告された。東大病院の担当医は、「酒でもなんでも好きなものを楽しんで、残りの2年間を楽しく過ごしてください」と言った。２０１７年4月17日に当院初診。肝臓周辺に肝臓がんの活性があったが、マイクロ波の照射を15回行った後の17年5月30日に、がん活性は消えた。喜ぶＳ・Ｋさんに、私は「あまり酒は飲まないように養生してください」とお願いした。元気で経過観察に来ているが、「しばらくはやめてほしい」と言ったゴルフは、私に内緒で再開したようである。

14　膵臓がん〔症例数：83例〕

膵臓がんは、早期発見が難しいため予後が悪く、発見された時にはもう手遅れとされるが、マイクロ波にはよく反応し、食欲があり痛みがなければ、治癒の可能性は高い。膵臓がんには、哺乳類《ほにゅうるい》の膵管や胆管に寄生する膵吸虫の反応が高率に確認されるので、抗生物質で除去する必要がある。また腹痛や背部痛を伴う例が多いが、後期でもマイクロ波照射で痛みが取れる場合は、多くが快復する。痛みが取れない例では、がんの病巣にボツリヌス菌や有害重金属が増えている場合が多く、これらに対しては、ミセル化抽出プロポリス、経口活性炭などが有効である。しかし、病状が進行すれば予後が悪いので、早期発見が大切である。

症例1　Y・Yさん（1945年生まれ、女性）

Y・Yさんは、2016年6月に呼吸が苦しくなったので、名古屋市内の大規模病院で検査を受けると、膵臓に囊胞《のうほう》が多数存在すると言われた。16年9月には、名古屋市内の大学病院でCT検査を行ったが、膵体尾部に囊胞が多発し、悪性腫瘍による膵臓の萎縮《いしゅく》。後腹膜浸潤の可能性が高いと判断され、「膵臓がん、中分化腺がんで肺転移がある」という診断が下った。そして、担当医に「膵臓と脾臓《ひぞう》と左の腎臓《じんぞう》、さらに大腸ポリープも取る」と言われた。Y・Yさんは恐ろしくなり、「考えてから返事します」と言って、病院を退散し、東京都内のサンクリニックを受診した。CEAT認定医である杉野三千男《すぎのみちお》院長が、共鳴反応検査を行うと、全身にがん活性が広がっていたので、マイクロ波照射を開始。強大ながん活性ながら、マイクロ波によく反応し、まもなくがん活性は消えたという。そして2017年1月19日に当院受診。共鳴反応検査を行うと、確かにがん活性は確認できなかった。ただし膵吸虫の反応が、膵臓と肝臓にあった。ペニシリン系の抗生物質を投与すると、1月30日に膵吸虫の反応は消えた。しかし2月13日には、ボレリア・ブルグドルフエリという細菌の反応があり、これも抗生物質で駆除した。するとY・Yさんの大腸の調子が改善したという。それ以降の経過観察で現在まで異常はない。もし大学病院で手術を受けていたら、と想像するだけで恐怖を覚える。

症例2　Ｎ・Ｙさん（１９５８年生まれ、男性）

Ｎ・Ｙさんは、健康診断で膵臓がんが発見され、２０１５年4月10日に国立がん研究センターで、膵頭部を切除した。がん腫が3㎝以下で、Ｔ分類（原発巣の状態）は、胸膜に浸潤がないＴ1だった。術後に抗がん剤が投与されたが、副作用がきつくて中止。２０１6年1月11日に当院初診。初診時の共鳴反応検査では、強い膵臓がんの活性が広範囲に認められた。しかしマイクロ波照射を16回行った16年4月18日にがん活性は消滅し、その後、経過観察に入った。ところが２０１７年2月7日、黄疸が発生し、国立がん研究センターへ行ったが、腫瘍マーカーの変動も少なく、血液検査も画像診断もまったく異常なしと言われた。Ｎ・Ｙさんは、胆管閉塞《へいそく》を経験しており、金属製の筒であるステントを2回挿入していた。黄疸は、手術による瘢痕《はんこん》によるものと診断された。そこで胆管にチューブを入れると黄疸は解消された。元気になって帰ってきたＮ・Ｙさんは、その後も経過観察に通っている。

15　腎臓がん〔症例数：50例〕

腎臓は尿管、膀胱《ぼうこう》と連接しているため、一方の腎臓がんに侵されると、もう一方の腎臓にもがん活性が早期に現れ、膀胱や肺にも転移しやすい。手術後、周辺に散在するがん活性をマイクロ波で消すのが望ましい。

症例　Y・Tさん（1936年生まれ、男性）

2005年2月、山形県在住のY・Tさんは、しゃっくりが止まらなくなり、大学附属病院で検査を受けると、左の横隔膜に接して、11㎝×10㎝×9㎝の巨大な腎臓がんが確認された。「腎臓がんでもっとも多い淡明《たんめい》細胞がんで、転移の確率が高い、静脈浸潤が多いタイプです」と担当医は説明した。そして2006年4月4日に腎臓がんの摘出手術が行われた。しかしその後、左の肺に2個と右肺上葉部に小さな転移像が指摘された。そして06年4月20日に当院初診。初診からマイクロ波を06年6月20日まで2ヵ月間で16回照射したところ、3個のがん腫のうち左右の2個の小さな転移像は消えた。この間、06年5月11日より、2週間おきに6回のNK細胞の免疫療法を併用した。がん活性もなく、全身状態も良好のため、経過観察に移行。06年1月27日の胸部のCT画像では、左肺下葉の陰影がやや増大し、インターフェロンを処方されたが、副作用が強く中止した。肺の転移性腫瘍の摘出手術を勧められたが、Ｙ・Ｔさんは断った。06年11年2月の検査では、腎機能を反映するクレアチニンが若干上昇している以外は異常はなく、その後、Ｙ・Ｔさんは、公共施設の園芸の仕事を１人でやりながら、健康を保ち、罹患《りかん》から8年半後の２０１３年７月、77歳の時、腎機能不全で亡くなった。快復したＹ・Ｔさんを見て、主治医は、「がんではなかった」と言ったそうだ。

16　膀胱がん〔症例数：52例〕

膀胱の粘膜から筋層表面にかけてのがんは、内視鏡的治療の対象となる。筋層に浸潤した場合は、結核のワクチンであるＢＣＧを局所的に注射する。ＢＣＧによって膀胱が炎症を起こしてリンパ球や免疫細胞が分泌されることを期待する療法だが、再発を繰り返す例が多い。

ＣＥＡＴの場合には、筋層まで浸潤していなければ治癒率は80％以上。膀胱内にできた大きな腫瘍は、筋層にまで達していても手術で全摘可能なら、手術後の再発予防に貢献できる。手術不能例では延命効果しか期待できない。

症例　M・Fさん（1955年生まれ、男性）

M・Fさんは、2014年春頃に血尿が見られ、大阪府内の医大附属病院泌尿器科を受診し、膀胱がんが判明した。そこで膀胱粘膜剥削術《はくさくじゅつ》を5回、放射線治療を30回、膀胱内へ抗がん剤の投与を受けた。病院ではこの方法しかないということなので、私の本を読み、2017年1月25日に当院初診。診察すると陰茎《いんけい》の根部が浮腫状に膨隆《ぼうりゅう》し、皮膚を破って液体が流出していた。これは放射線の影響と思われる。弱いがん活性が下腹部に見られたので、マイクロ波を照射。17年3月6日まで6回照射した時点で、がん活性は消失した。その後がん活性はないが、放射線の影響と細菌感染の影響で、度々《たびたび》血尿が出た。しかし17年5月22日の医大附属病院での内視鏡検査では、膀胱粘膜にがんはなく、2018年末にも異常は確認されていない。

17　子宮がん〔症例数：212例〕

子宮がんのCEATによる治癒率は、転移のない前期で約90％、後期で約60％である。子宮頸《けい》がんでは、必ずヒトパピローマウイルスが存在し、転移巣にもヒトパピローマウイルスが見られることがある。チョコラB・B（エーザイ株式会社）に、ヒトパピローマウイルスの活性を消す効果がある。ヒトパピローマウイルス予防ワクチンは、脳の視床《ししょう》下部《かぶ》にアルミニウムの蓄積があるか、全身に水銀の蓄積があると、接種した部位の痛みが継続する。膣《ちつ》への浸潤が起きる前なら、マイクロ波照射で比較的容易にがんを消滅させることが可能である。膣への浸潤があってもわずかなら、マイクロ波で消滅させることは可能だ。その後に手術で、壊死組織を除去すればよい。

子宮体がんの場合、腫瘍が子宮内にとどまっていれば、子宮摘出が第一選択肢とされる。当院の患者さんの多くは、子宮摘出術を受けており、腹腔《ふくくう》内リンパ節に転移したがんを取り残した例や、子宮壁を破って腹腔内にがんが広がっている例もある。初期に発見できれば、マイクロ波照射でがんを消滅できるが、遅れると不正出血を伴うことが多い。この出血は血管の豊富な子宮内膜に発生したがんの異常血管の増殖による場合と、正常の血管ががんのためにもろくなり、それに加えて子宮内膜周期によって出血しやすくなる場合が考えられる。悪性の出血にマイクロ波照射は効果があるが、子宮内膜周期や正常組織からの出血には対処できず、手術しか方法はない。

症例　Ｉ・Ｍさん（１９７０年生まれ、女性）

２０１１年１月、Ｉ・Ｍさんは、膣からの不正出血のため貧血状態になり、都内の大学病院で子宮筋腫と診断された。子宮摘出の目的で、11年3月24日に手術を開始したが、腹腔内にがんの転移が確認され、手術が中止された。子宮には3㎝位の腫瘍があり、病理組織検査でステージⅢ、つまり広範囲の転移の準備が整った状態であることが分かり、全摘手術なら大掛かりなものになると担当医から言われた。そこで、11年6月21日に当院初診。共鳴反応検査では、腹部全体に子宮がんの活性が確認され、マイクロ波を腹部全体に照射した。マイクロ波照射5回目で出血は減少し、照射18回目に出血は止まった。その状況を見て、大学病院の担当医は再手術をI・Mさんに勧めた。私は賛成できなかったが、I・Mさんが希望したので、反対はしなかった。再手術は、11年10月21日に行われたが、ここでCEATの威力が確認された。まず見かけ上の転移はまったくなく、採取したリンパ節10個は、病理組織検査でいずれもがん細胞組織は確認できなかった。つまり18回のマイクロ波照射で、I・Mさんの子宮がんは治っていたのだ。その後、仕事に復帰し、経過観察をしているが、初診から7年を過ぎてがん活性はまったくない。

18　卵巣がん〔症例数：262例〕

現代医学的な診断法では、卵巣がんは、膵臓がんと同様発見が遅れがちであり、しかも子宮のように筋肉組織に囲まれていないため、一旦がんが発症すれば腹腔内に広がり、さらに肺や頸部リンパ節や鎖骨上窩《じょうか》リンパ節、骨への転移を許してしまう。その意味でも、早期発見が特に重要ながんである。ＣＥＡＴの共鳴反応検査なら発見は容易であり、転移のない場合、治癒率は約90％以上だ。一方、多かれ少なかれ転移が見られる後期は、通常、5年生存率は50％を切るが、ＣＥＡＴでは、60％という高い治癒率を確保している。ただし卵巣がんは、癒着、穿孔《せんこう》する例が多く、膀胱が膣や直腸とつながってしまう膀胱膣瘻《ちつろう》、膀胱直腸瘻が見られる場合、救命できない例もある。

19　前立腺《ぜんりつせん》がん〔症例数：４９１例〕

ＣＥＡＴによる前立腺がん治療では、前立腺の被膜《ひまく》を破って外に浸潤している例を除けば治癒率は98％以上。転移でもっとも多いのは骨だが、骨転移がある場合でも治癒率は80％以上である。

現代西洋医学における前立腺がんの治療においては、がんが前立腺の被膜内にとどまっている場合、高齢で高分化であれば治療しないかホルモン療法が行われ、50～60歳代であれば手術を勧められるが、術後は尿失禁や勃起《ぼっき》不能に陥《おちい》る懸念がある。

症例1　N・Tさん（1944年生まれ、男性）

2003年3月1日、N・Tさんは、腫瘍マーカーのPSAが14・1ng／mlだったことから低分化の前立腺がんが確認され、神奈川県立がんセンターで、摘出手術を行ったが、手術中、リンパ節転移が発見され、手術を中止した。そして抗がん剤による化学療法と放射線療法を受けた。ホルモン療法を追加し、70日間入院したが、症状は変わらず、「余命2年」を宣告された。

2003年3月11日当院初診。共鳴反応検査で下腹部に強い前立腺がんの反応を認めた。自宅で遠赤外線温熱器を当ててもらい、マイクロ波照射を続け、22回目のマイクロ波照射の後、前立腺がんの活性が消えた。ホルモン療法を併用し、PSAは0・003〜0・06ng／ml前後を継続し、2011年4月にホルモン療法もやめた。毎年1回経過観察に来ているが、いたって健康である。

症例2　F・Kさん（1952年生まれ、男性）

2014年4月19日、健康診断で、前立腺がんとB型肝炎を指摘され、都内の大学病院で手術用ロボット、ダ・ヴィンチによる摘出手術を勧められたが拒否し、14年4月23日に当院初診。前立腺がんの活性を確認した上で、マイクロ波を前立腺に照射することに加えて、全身に照射する治療を続けた。全身照射の目的は、Ｂ型肝炎ウイルスから活性を奪うことにある。その狙《ねら》い通り、マイクロ波照射16回目の後にＢ型肝炎ウイルスの活性が消失し、30回目の照射の後に前立腺がんの活性が消失。14年８月11日以降、両者の活性はない状態を維持している。Ｂ型肝炎ウイルスの存在は、外殻を構成するたんぱく質であるＨＢｓ抗原で調べるが、大学病院の担当医は、ＨＢｓ抗原の値が正常値に下がったので驚いていたという。ＰＳＡなど前立腺がんの腫瘍マーカー値も正常に戻っている。

20　大腸がん、結腸がん、直腸がん〔症例数：４０３例〕

治癒率は前期で94％、後期で57％。多くは手術が先行するが、手術前にマイクロ波を患部に照射すると、手術範囲が小さくてすみ、腹部のリンパ節を取る必要がなくなることもある。そのため下肢の浮腫が予防でき、手術時間も短縮できる。リンパ節への転移がみられても完全治癒が期待できる。また手術でリンパ節の病変を取り残しても、マイクロ波照射によってリンパ節転移が治癒する可能性が高い。内視鏡で粘膜下層まで削り取る手術なら、がんの浸潤が著しくなければ、手術を先行し、飛び散ったがん活性をマイクロ波で消滅させれば完治が期待できる。一方、大腸がんは肺と肝臓に転移しやすい。ＣＥＡＴはこれらの転移部位に対しても同様に、正常細胞にダメージを与えずに治療できる。

症例　O・Kさん（1955年生まれ、女性）

O・Kさんは、57歳の時に少量の下血と細い便が気になり、2012年5月に都立病院で検査を受けた。内視鏡検査の結果、「S状結腸部にある大きな腫瘍が子宮にまで浸潤しているため、人工肛門《こうもん》になる可能性がある」と言われた。組織検査では、高分化型腺がんで、明確にがんと判定できるグループ5だった。しかも子宮頸がんも確認され、膀胱、子宮、右尿管へのがん腫の浸潤が見られた。さらに水腎症《すいじんしょう》も併発しているという診断で、12年6月19日、放射線療法と化学療法を行った。12年7月3日当院初診。健康状態は良好だが、共鳴反応検査で子宮と卵巣と左右の腎臓、尿管に明確ながん活性が確認できた。そこで初診日よりマイクロ波照射療法に入り、照射7回を経た12年9月21日の内視鏡所見で、腫瘍は顕著に縮小。便は太くなってきた。O・Kさんは、ホルミシス岩盤浴も同時に行っていた。そして12年11月にがん活性は消失した。全身状態良好のまま、経過観察は7年目になる。

21　悪性リンパ腫〔症例数：8例〕

悪性リンパ腫の現代西洋医学的治療法では、自家造血幹細胞移植か、抗がん剤と放射線が治療法の主体であり、「５年間の厳重な観察期間を要する」とされる。

ＣＥＡＴでは、がんの活性があるところを発見し、その部位にマイクロ波を照射する。それを繰り返していると、がんの活性部位も強さも次第に縮小してくる。臨床的には、マダニを宿主とする細菌であるボレリア・ブルグドルフェリが影響している例が多く、これを駆除すると、治療期間が顕著《けんちょ》に短縮するからである。

症例１　Ｆ・Ｋさん（１９９３年生まれ、男性）

Ｆ・Ｋさんは、22歳だった２０１５年12月に首や腋《わき》の下のリンパ節が腫れ、発熱や疲労感を感じ、山梨県の総合病院に行った。検査の末、悪性リンパ腫（ホジキンリンパ腫）と診断され、２０１６年3月まで3ヵ月間、化学療法を受け、体調が平常に戻ったが、16年5月に再び体調不良になった。そこでＦ・Ｋさん自身の造血幹細胞を移植する自家造血幹細胞移植を行った。ホジキンリンパ腫は、リンパ節の中で悪性化したリンパ球が増殖することで不調が発生するので、正常なリンパ球をつくれる細胞を移植して、リンパ球を補強する治療法がある。しかしＦ・Ｋさんの場合、検査結果が好転しなかった。そして２０１

7年5月10日に当院初診。共鳴反応検査を行うと、体幹全体にがん活性が認められた。またボレリア・ブルグドルフェリも認められた。そこでマイクロ波照射を開始し、ボレリアを駆除するために抗生物質を投与。ボレリアは、投薬後5日で反応がなくなり、がん活性もなんとわずか6回の照射後の17年5月24日に消滅した。総合病院での17年5月の血液検査ではすべて正常値となり、それ以降の経過観察でも一切問題はない。

症例2 H・Sさん（1955年生まれ、男性）

H・Sさんは、50歳後半から痩《や》せてきて、微熱と咳があった。2016年4月に栃木県内の大学病院を受診すると「抹梢性T細胞悪性リンパ腫」と診断された。抗がん剤の静脈注射をし、両側の肘と鼠径部に放射線を照射した。この措置で自覚症状は消えたが、別の治療法の必要性を感じ、2017年2月10日に当院初診。共鳴反応検査で強いがん活性が胸部から上腹部にわたって確認された。そこでマイクロ波照射を開始した。また悪性リンパ腫の例にもれずボレリア・ブルグドルフェリの反応も確認されたので、抗生物質を投与した。ボレリアの反応は、抗生物質を服用して6日目に消えた。そして14回目のマイクロ波照射を行った17年5月16日にがん活性も消えた。その後の経過も良好で完治を確信している。

22　悪性黒色腫〔症例数：11例〕

悪性黒色腫は、現代西洋医学的治療では、抗がん剤が効きにくく、半数以上が再発している。腫瘍細胞による免疫系の抑制を解除する分子標的薬であるヤーボイやオプジーボは、悪性黒色腫の治療薬として認可され、処方されている。抗がん剤とインターフェロンの患部への局所注射を勧める医師もいるが、効果は不明。放射線治療、免疫療法などもあるが、画期的治療法とはいえない。これに対しＣＥＡＴでは、共鳴反応検査で原発巣と転移部位（主に肺）とのリンパの経路を発見して、そのすべての部位にマイクロ波を照射することで、比較的容易に治癒する例が多い。

症例　**Ｙ・Ｍさん**（１９６２年生まれ、女性）

Ｙ・Ｍさんは、子どもの頃から左踝《ひだりくるぶし》に黒色の小さなあざがあることに気づいていたが放置していた。２０１３年４月頃から膨隆し、直径約３㎝の大きさで、黒色の大小の結節からなる盛り上がった腫瘍が確認できた。これがさらに増大し、３個の表面の粗《あら》い腫瘍が、直径４㎝の黒褐色のしみ状になった。神奈川県内の総合病院での検査の結果、担当医からは、「悪性黒色腫、ステージⅡ」と宣告された。手術を勧められたが、Y・Mさんは、手術を希望せず、13年9月5日に当院を受診した。共鳴反応検査では、左踝の患部にはもっとも強いがん活性が確認され、右下肢外側から両鼠径部、さらに右胸部を経て両肺にがん活性が検知された。その後、撮影された胸部X線写真では、特に病的異常は確認されなかった。初診日から患部とその経路に沿って胸部にマイクロ波の照射を開始し、14回照射した13年10月18日に踝以外のがん活性は消えた。そして17回照射した13年10月29日に踝のがん活性も消えた。その後、経過観察に入ったが、再発予防のためにマイクロ波を照射した。2015年3月18日、結節の下方が自然に退縮し、患部は次第に表面が落屑《らくせつ》し、15年10月には、下部2個の腫瘍が輪郭《りんかく》を残して正常な皮膚になり、もうひとつの腫瘤は、2016年1月に全体に扁平に近い状態になった。2018年11月21日、残った腫瘍に悪性黒色腫の反応が出たので、マイクロ波2回の照射でがん反応が消えた。18年12月11日現在、Y・Mさんの状態は正常である。以前から残存腫瘍を切除することを勧めているが、母親の介護のため、入院不可能ということである。

23 神経芽細胞腫《しんけいがさいぼうしゅ》〔症例数：1例〕

神経芽細胞腫は、白血病に次いで多い小児がんで、生存率は、病期によって20％〜90％。症例は1例だけだが、体力があり、早期であれば、ＣＥＡＴは十分な効果を発揮できる。

症例　Ｓ・Ｋさん（1996年生まれ、男性）

Ｓ・Ｋさんは神経芽細胞腫で、5歳だった2002年2月より化学療法、放射線療法を受け、2004年7月に右副腎《ふくじん》摘出手術を受けた。その後、腎臓に接して4㎝×5㎝の腫瘍の再発を認め、肝臓にも円形の影が見られ、8歳にして「余命半年」の告知を受けた。

2005年10月17日当院初診。体格がよく血色もよい。共鳴反応検査では強いがん活性が全身に確認できた。マイクロ波を全身に照射し、3日後から11月24日まで8回、両方の副腎周辺と下腹部にマイクロ波を照射した。母親の希望により7回の追加照射を行ったが、体調はすこぶる良好であった。2006年1月15日の検査で腫瘍マーカーであるＮＳＥ（基準値16・3ng／㎖以下）は15・8ng／㎖、06年4月には14・7ng／㎖とやや高く、その他の腫瘍マーカーは正常範囲内だった。右副腎に水銀とサイトメガロウイルスの反応が出たので、サイトメガロウイルスに対してはゲルマニウム、水銀排除のために中国パセリを処方した。

24　肉腫〔症例数：14例〕

CEATによる肉腫の治療は、手術を前提とする。子宮肉腫からの肺転移が6例あるが、肺転移が大きくなれば治療は難しい。腕の肉腫切除術後の1例はよい経過を保っている。

肉腫は高率にボレリア・ブルグドルフェリに反応し、抗生物質を投与すると、その反応は短期間で消え、この処置によって肉腫の再発・転移を抑えることができる。その詳細は、第5章の風間由紀さんの症例（149ページ）として記した。

25　骨転移〔症例数：300例以上〕

骨転移は前立腺がん、子宮がん、乳がん、肺がんなどからが主であるが、特に前立腺がんと乳がんが多い。骨転移に対するCEATの効果は特筆すべきものがある。あまりにも進行してしまった場合には難しいが、それでも集中治療を行えば、治癒は可能である。原発巣と転移巣、双方同時治療が必要である。広範囲の場合、治療回数が多くなる。

症例　Ｓ・Ｙさん（１９５１年生まれ、男性）

２０１３年1月頃、Ｓ・Ｙさんは、運動時に首の骨に痛みを感じ、整形外科を受診した。すると前立腺がんからの骨転移の疑いを指摘され、泌尿器科を受診。泌尿器科では、ＰＳＡ値が、１８８ng／mℓと高く、悪性度を示すグリーソン・スコアも悪性度の高い８であり、病理／組織検査の結果、前立腺がんと診断された。手術が適用できないことから、抗がん剤と放射線治療を勧められたが断って、13年6月28日に当院初診。共鳴反応検査では、がん活性が全身で確認された。それを実証するように13年12月19日の泌尿器科での骨シンチグラフィーでは、頸椎、胸椎から左右恥骨《ちこつ》、右仙骨《せんこつ》、左股関節まで広範囲に転移像が見られた。初診日からマイクロ波を、骨転移部と前立腺およびその周辺に入念に照射した。そしてマイクロ波照射22回目にがん活性は消失した。２０１４年10月6日の骨シンチグラフィーでは頸椎と左の股関節に陰影が見られたが、その他は著しく改善し、さらに14年10月15日の頸椎、胸椎のＭＲＩでも著しい改善が確認され、２０１５年5月15日のＭＲＩでは、前立腺は正常な状態になった。その後、経過観察でがん活性はなく、泌尿器科の検査でも問題はない。

第7章

同志たちの参集と奮闘

40歳の医師の来訪

ＣＥＡＴを開始して10年の節目に当たる２０１０年に、それまでの集大成の思いも込めて『がんになった医者が書いたがんの本当の治し方』という書籍を発刊し、現代医学がさじを投げた患者さんが生還した症例をふんだんに紹介した。

がん患者やその家族には、がん宣告以降、がん関連のウェブサイトやがん治療関連の書籍を貪《むさぼ》り読む例が多い。私のクリニックも書籍の発刊以降、診療予約の電話が多くなった。

問題は、この「奇妙だけれども効《き》くがん治療」を将来、誰が継承してくれるのかだった。すでに私は、70代後半に達していた。現代医学の権威ある医療機関がさじを投げたがん患者を高い確率で完治させているこの治療法が、私一代で消滅してしまうというのか？

ところが、２０１２年11月に私のクリニックに、石井宏則《いしいひろのり》さんという医師がやって来た。「がん活性消滅療法の研修を受けさせてください」と石井医師は言った。

１９７２年生まれの石井医師は、40歳になったばかりだった。

石井医師にＣＥＡＴの存在を知らせたのは、群馬県桐生《きりゅう》市で事業を行う小山隆さん（仮名）だった。小山さんは、２０１０年に総合病院で肺がんの手術を受けたが、２０１２年

1月に「余命3ヵ月」を宣告され、12年5月、私のクリニックに大した期待をすることもなくやって来た。しかしCEATの治療効果が顕著《けんちょ》で、12年9月の27回目の治療でがん活性が消失した。

快挙に歓喜する小山さんに、「この治療を継承してくれる医師がいてくれるとありがたいのですが」と私は正直な思いを語った。小山さんは、土地の名士として、県内外に顔が広い。そして、私の思いに応《こた》えるために探し出してくれたのが、石井宏則医師だった。

石井医師は、桐生市に医師の奥さんと3人の娘さんとともに住んでいるという。石井医師のお父さんは池袋《いけぶくろ》で医院を開業している医師であり、奥さんのお父さんも医師という医師一族だ。彼は、群馬の病院に勤務し、週1回は、池袋で診療を行っているという。

石井医師は、私立医科大学を卒業後、産婦人科、小児科、消化器内科、呼吸器内科、内分泌内科、麻酔科、救命救急と数多くの科で臨床経験を積み、婦人科、消化器領域のがんの治療を行ってきた。そうした経験の中で、現代医学のがんに対する非力さを痛感し、2008年頃から大学病院勤務の傍《かたわ》ら、がんの治療法の研究を開始した。

そうした下地があったからこそ、この奇妙な治療法に興味を抱き、その意味を理解する「能力」を備えていたのだろう。私の著書を読み、CEATを学ぶ決意をしたのだった。

当時、CEATを学ぶ研修システムはなく、CEATのスキルを得るには、共鳴反応検査とマイクロ波照射療法を一緒にやってもらうしかなかった。彼は、毎週火曜日に私のクリニックにやって来て、実習を重ねた。その熱心さは私の期待以上だった。

CEATに驚愕《きょうがく》した血液腫瘍《しゅよう》の専門医

石井宏則医師が私のクリニックにやって来たのとほぼ同時期、2012年11月に北海道函館《はこだて》市から岡田一彦さん（仮名）が私のクリニックにやって来た。岡田さんは「がん性心《しん》膜炎《まくえん》を伴う肺腺がんのステージⅣ」と診断され、「余命3ヵ月から半年」を宣告されていた。

函館市内の総合病院で延命治療を受けていた岡田さんは、知人のM・Tさんから「横浜に末期がんを治療するクリニックがある」と言われ、はるばるやって来たのだ。M・Tさんは、医大附属病院で「筋層に及ぶ進行胃がん」と診断され、胃の全摘を勧められたが断り、内視鏡下手術のみで、私のクリニックに来た。そして比較的スムーズに完治に至っていた。

岡田さんの診察の結果、治癒《ちゆ》の可能性があると感じた私は、「通院してくれれば、可能性はあると思います」と言った。岡田さんは歓喜し、「毎週通います」と言った。治療を開始すると、少しずつだが治療の効果は確認でき、岡田さんの体調はよくなっていった。

そして2013年春に私は、「函館でこの治療をやってくれる医師がいると、岡田さんのためにもいいんですけどね」と言った。函館は、私の故郷であり、特別な土地だった。すると13年7月に岡田さんは、平山繁樹《ひらやましげき》さんという医師を連れてきた。

1964年生まれの平山繁樹医師は、1990年に私立医科大学を卒業すると、血液学を専攻し、長年、血液腫瘍《しゅよう》学を専門として、大学病院で白血病や悪性リンパ腫などと格闘してきた。そして故郷の函館市内に1996年に有床診療所、平山内科医院を開業し、2001年には、平山医院内科整形外科に改組し、院長、理事長に就任した。整形外科医の弟さんとの二人三脚で奮闘し、2010年には、リハビリテーションセンターを併設。約60人の従業員を擁《よう》する医療機関に育て上げていた。

岡田さんと平山医師は、10年以上前に函館商工会議所の活動で知り合ったという。岡田さんは、権威ある医学者には到底理解できないCEATの価値を平山医師なら理解してくれるはずだと考え、CEATの話をいの一番に持っていった。期待通り興味を抱いた平山医師は、拙著を読み、CEATを学ぶ決意をしたと聞いた。

「岡田さん。みんながんで苦しんで死んでいくのに、おれたちは手も足も出ないんだよ。それをひとりでも治せるなら、おれ、何でもするよ」と平山医師は言ったという。彼は、ほぼ毎週、飛行機で東京にやって来て、ホテルで1泊して、横浜で実習を受け始めた。

こうしてまったく望むべくもないと思っていた後継者を2人も得ることができた。

平山医師は、2014年1月にアドバンス・クリニック函館を開設し、石井医師は、14年4月に池袋にアドバンス・クリニック東京を開設した。医院名にアドバンス・クリニックを付し、CEATによるがん治療をスタートしてくれたのだ。

岡田一彦さんに関しては、残念な後日談がある。2013年暮れまでがん活性がゼロのまま元気でいてくれたのだが、2014年年初、急に体調を崩した。がんが治ったと考えた岡田さんは、大好きだったタバコをまた吸い始め、北海道の寒風の中で大好きなゴルフのプレーをするなど、健常者以上の無理をしたのが原因だろう。14年3月にあっけなく他界してしまった。私も平山医師も、もっとしてあげられることがあったのではないかと深く悔《く》いた。

これはまさに、第5章で紹介したがん回復期症候群である。岡田さんは、私に平山医師という同志を差し向けて、自分は、去ってしまった。

一喜一憂する症例報告

進行がんや末期がんとの闘いが主であるがゆえに、私自身、楽に成果は得られない。まったく好転の兆《きざ》しが見えずに、治療の回数ばかりが増える例もあり、悪化する例もある。それゆえに、がん活性が消滅し、治癒が確認された時の喜びはひとしおだ。厳しい闘いに耐え、踏ん張るという体験を私は続けてきたが、これを若い医師たちに求めるのは辛《つら》い。何とか耐え、〝ＣＥＡＴはいける！〟という確信を１日でも早く得てほしいと祈るばかりだった。そんな私の思いに応えるように、２０１４年後半以降、２人から、症例報告が届くようになった。まさに忍耐の末の成果である。

２０１５年11月、平山繁樹医師から次のような文面の報告書が送られてきた。


経験した症例についてご紹介いたします。

患者さんは、69歳の女性で札幌の総合病院で肝臓がんと診断され腫瘍が大きすぎて治療法がなく「今後は緩和ケア病棟で診察していきましょう」と言われた方であります。

家族の方が、ネットで検索して当クリニックを受診されました。

前医からの情報提供書、ＣＴ等の画像を見させていただき、肝臓のほぼ６割位が腫瘍に侵《おか》されており、ご家族には「さすがにこの大きさだと無理かもしれません」とお話しさせていただいたのを覚えています。ところが、嬉《うれ》しいことに予想に反し、腫瘍

> はみるみる縮小し、計１３５回照射した時点でがん活性の消失を認めました。治療後２年が経過しておりますが、腫瘍は全く見当たらず再発の心配もなく経過しております。

肝臓の6割ががんに侵された患者さんが完治したのだ。これはＣＥＡＴの歴史の中でもかなりの快挙だが、１３５回という治療回数が、この闘いの壮絶さを物語る。初診からがん活性の消失まで5ヵ月を要しているのだ。

続いて、アドバンス・クリニック函館とアドバンス・クリニック東京の症例を紹介する。これらは、両院長にＣＥＡＴを武器に闘うための支えを与える実績であり、私以外の医師が確認したＣＥＡＴの実効性の証明である。私が胸を撫《な》で下ろしたのは言うまでもない。

アドバンス・クリニック函館と東京の症例

S・Eさん（１９４８年生まれ、女性、子宮体がん・子宮肉腫）

札幌市在住のS・Eさんは、52歳だった２０００年12月にがん専門病院で子宮体がんと診断され、子宮、卵巣摘出術を受けた。それから15年後の2015年2月のがん専門病院での検診で、肺腫瘍が発見され、組織検査の結果、「子宮体がんからの肺転移」と診断され、15年4月に抗がん剤による化学療法を開始したが、効果が見られず、15年7月に主治医から「余命1年」を宣告され、抗がん剤治療を中止した。

その後、ホルモン療法のみ受けていたS・Eさんは、15年10月15日にアドバンス・クリニック函館に来院。初診時、全胸部に強いがん活性が認められ、組織診断で子宮肉腫が確認された。そこでマイクロ波照射療法が開始された。全胸部を上、中、下段に分け、各段の右、正中、左の全9ヵ所に各3回ずつ照射し、体を回転させながら2往復照射した。

15年11月にS・Eさんは、ホルモン療法による肝障害を発症したため、ホルモン療法が中止となり、マイクロ波治療のみとなった。以後、週ほぼ2回の割合で治療を継続。照射後14回目にがん活性の低下が確認され、59回目でがん活性は消失した。画像診断でも顕著な改善を認め、2018年末時点でも異常は確認されていない。

T・Yさん（1945年生まれ、女性、乳がん）

東京都在住のT・Yさんは、55歳の2000年頃から右の乳房に腫瘤《しゅりゅう》（しこり）があることを自覚し、2002年に近くのクリニックを受診したところ、国立がんセンター（現、国立がん研究センター）を紹介された。そして精密検査を行い、「右乳がん」と診断された。「悪性度は中程度だが、がんが周囲の組織に入り込み、血管やリンパ管を通して全身に転移する危険なタイプで、ステージはⅢｂ」と担当医は説明した。早速、抗がん剤による化学療法に加え、放射線療法、ホルモン療法が開始され、年内に治療を終了し、経過観察に入った。ところが、２００９年2月にＣＴで左腋窩《えきか》リンパ節の腫《は》れが大きくなり、ホルモン療法が再開され、さらに２０１０年9月のＣＴで左腋窩リンパ節の増大が確認され、再びホルモン療法を行った。

しかし10年10月にリンパ節に転移が確認され、化学療法を再開したが、２０１２年5月に副作用でしびれが強くなり中止し、12年12月に進行再発乳がんの治療薬の投与を開始した。何とか進行を食い止めているかに見えたが、２０１３年に肝臓と胸膜《きょうまく》への転移が認められ、再度、化学療法を開始。しかしＴ・Ｙさんの希望で、13年暮れに治療を断念し、緩和ケアに移行した。13年間、恐怖と苦痛を味わった後の敗北である。

しかししばらくして、Ｔ・Ｙさんは、温泉仲間からＣＥＡＴという治療法のことを聞き、アドバンス・クリニック東京に予約を入れ、２０１４年7月16日に来院した。早速、石井院長が共鳴反応検査を行ってみると、上腹部から首のあたりまで広い範囲に強いがん活性が確認できた。その日からマイクロ波照射療法を実施した。それ以降、Ｔ・Ｙさんは、週に2、3回という高頻度《こうひんど》で治療を続けたが、がん活性は容易に減衰しなかった。

ところが治療開始から1年以上経過した2015年8月からがん活性が低下し始め、初診から来院51回を数えた15年10月20日にがん活性は消えた。がんセンターでの超音波（エコー）検査でも肝転移が消えており、T・YさんはCEATの真価を目の当《ま》たり《あ》にした。

国立がん研究センターで肝臓と胸膜への転移が確認され、緩和ケアに回された乳がん患者が、1年以上かけて回復したというのは、辛い闘いの末の大勝利だった。

I・Iさん（1956年生まれ、男性、肺がん）

富山県在住の会社員I・Iさんは、58歳だった2014年2月に定期健診で右肺に腫瘤が発見され、6月に近くのクリニックで再検査を行ったところ、右肺下葉に2㎝の腫瘤が確認された。I・Iさんに喫煙歴はない。7月には大学病院で精密検査を受けたが、その結果、肺がんが確定した。病期はステージⅡaだったが、「がん細胞の増殖が活発なタイプのがん腫瘍」と主治医から説明を受けたという。

そこで14年10月に右肺下葉を腹腔鏡《ふくくうきょう》で切除したが、リンパ節への転移が認められ、リンパ節を切除するリンパ節郭清術《かくせいじゅつ》を実施した。さらにI・Iさんは、主治医から手術後に抗がん剤を勧められたが断り、14年12月にアドバンス・クリニック東京を訪れた。I・Iさんは、その年の5月に発刊した拙著を読み、CEATに強い期待を抱いたという。

早速、共鳴反応検査を行うとがん活性が確認できた。患部とリンパ節を切除した2ヵ月後だったが、がん活性はもっとも強いレベルであり、胸部にマイクロ波を照射した。

I・Iさんは、週2回のペースでの治療を開始したが、およそ1ヵ月後の2015年1月17日にマイクロ波照射後に共鳴反応検査を行うと、がん活性は消失していた。治療9回目の快挙だ。I・Iさんは、CEATへの大いなる期待を、闘病の糧《かて》にしてくれていたという。

腫瘍マーカー、SCC抗原（基準値1・5ng／mℓ）に関しては、2014年7月に4・5ng／mℓと高値であったものが、がん活性が消えた後の2015年2月3日には2・9ng／mℓに下がり、2016年1月には基準値に近い1・6ng／mℓに至った。

結局、I・Iさんは、摘出手術を行った以外、抗がん剤、放射線、ホルモン剤などは一切使用せずに完治に至り、現在、生活に支障も健康不安もなく元気に仕事をしているという。

兵庫県からやって来た3人目の同志

平山繁樹医師と石井宏則医師が、ＣＥＡＴの治療をスタートした後の２０１４年5月に私は、ＣＥＡＴに関する2冊目の書籍『がん治療に苦痛と絶望はいらない』を発刊した。この書籍では、ＣＥＡＴの継承者を得ることができた喜びを語り、新たな同志の出現への期待も述べた。

そして14年6月、クリニックに１本の電話がかかってきた。林博文《はやしひろふみ》さんという医師からのものだった。林医師は、「ご著書を拝読しました。見学のためにクリニックに伺いたいのですが」と言った。もちろん私は快諾し、林医師は、ほどなくしてやって来た。

１９５８年生まれの林博文医師は、大阪府在住で兵庫県宝塚《たからづか》市のＳＩＮＧＡ宝塚クリニックの院長だ。そして、なんと、14年前からＯ－リングテストを医療に活用しているという。

電話をくれた前日、林医師は、医療研修のために伊丹《いたみ》空港から東京に向かう飛行機を待つ間に空港の書店に入ったという。ここに『がん治療に苦痛と絶望はいらない』があったのだ。林医師は、ちらっと眺《なが》めて、また棚に戻したという。移動時間は睡眠にあてることが習慣の彼は、本を買うつもりはなかった。ところが棚に戻した本が無性に気になり、〝買わないわけにはいかない〟という思いに駆られ、購入した。Ｏ－リングテストをベースにした共鳴反応検査が興味を引いたことは確かだろう。東京までの飛行機の中で読了したという。

CEATの診察、治療の様子を見学する彼の表情に戸惑いはなかった。何しろO－リングテスト14年のベテランだ。興味深げに眺め、CEATの内容を理解し、研修を申し出た。それ以降、林医師は、毎週、兵庫から横浜に来て、研修を続けた。

CEATの研修でもっとも苦労するのが共鳴反応検査であることは、想像がつくだろう。全身のチェックから始め、がん活性を探り当てるためには、がん遺伝子や各臓器のがん腫の標本を納めたおびただしい数のプレパラートから適切な標本を選び出し、共鳴反応検査をやらなければならない。がん活性のありかを正確に検知できるようになるには、ひたすら試行錯誤《しこうさくご》を繰り返しながら、ノウハウを獲得していくしかない。

案の定《あんのじょう》、林医師の修得のスピードは速かった。私が、彼にCEATの認定医の資格を提供したのは、研修を開始して4ヵ月後の14年10月だった。

そして14年11月にSINGA宝塚クリニックでCEATの治療が開始された。

薬学と医学を修めたホスピス医

林博文医師が、SINGA宝塚クリニックを開院したのは2006年だった。それまでの彼の経歴にも特筆に値するものが多い。

彼は、和歌山県の高校を卒業すると大阪の薬科大学に入学し、製薬学科を卒業し、さらに大学院に進み、薬学修士の課程を修了している。晴れて薬剤師となったにもかかわらず、４年後には奈良県の公立医科大学に入学し、１９９５年に医師となった。高校卒業から18年間勉強を続け、薬剤師の免許と薬学修士号に加え、36歳にして医師の免許を取得したのだ。

しかも林医師は、医師としての多くの年月、緩和ケアとホスピスでの医療に携わり、主としてがん患者の終末医療に従事してきた。

１９９９年に入った福岡県のホスピスを持つ病院で、林医師は、治療を断念されてしまったホスピスの患者さんの治療を試みるというユニークな挑戦をした。ストレッチャーで入院してきた患者さんに、緩和ケアではなく、治療を試みた。40代の男性患者は、脳圧亢《のうあつこう》進《しん》で、頭痛、嘔吐《おうと》、尿崩症《にょうほうしょう》があり、普通の成人の4～5倍の排尿があった。その際に活用したのがO－リングテストだった。O－リングテストで身体からさまざまな情報を得て、効果がありそうな治療法を施し続けたところ、その患者さんは、回復に向かい始めたという。そして1年半後には、死にゆくためにストレッチャーに横たわって連れられてきたホスピスから、歩いて退院していったのだ。O－リングテストを武器とした林医師の「奇跡の体験」である。

それ以降、林医師は、ホスピス医でありながら、看取《みと》り一辺倒の医療に反発し、さまざまな治療法を患者さんに施してきた。この間にがん医療の勉強と研究を続けた林医師は、2006年にがん医療を主体とするSINGA宝塚クリニックを開業した。ただし開業後も病院のホスピス科での仕事も続け、たくさんの人たちを看取り、がんを別の角度からも見つめてきた。

「伊丹空港での前田先生のご著書との出会いは、何かに導かれたとしか言いようがありません」と林医師は、後に述懐した。O-リングテストと出会った時から、すでに導きは始まっていたのだと私は思う。

現在、林医師は、CEATを活用するとともに、他の代替医療も活用して、がんと闘っている。そうした中でCEATのみで治療成果が上がる例も多く、左はその一例である。

SINGA宝塚クリニックの症例

T・Sさん（1960年生まれ、女性、子宮頸《けい》がん）

大阪府在住のT・Sさんは、2015年10月末に大阪府内の大学附属病院で子宮頸がんという診断を受けた。病期は、がんが膣壁《ちつへき》に及んでいるステージⅡaだった。担当医は、がん腫の摘出手術ではなく、放射線療法による治療を選択し、2016年3月に開始された。しかし治療半ばで、T・Sさんは倦怠感《けんたいかん》と体調不良に耐え切れず、放射線療法の中止を申し出た。

その後、T・Sさんは、CEATの存在を知り、16年4月22日に自宅からもっとも近いSHINGA宝塚クリニックを訪れた。林医師が共鳴反応検査を行うと、T・Sさんの下腹部全体に最高レベルのがん活性が確認された。そこでマイクロ波照射が開始された。

マイクロ波の成果は、早期に確認され、マイクロ波照射18回目の16年8月にがん活性が消失した。そして16年9月2日に経過観察で来院したT・Sさんは、「大学病院での病理検査で異常なしと言われました」と嬉しそうに報告してくれたという。

また林医師は、A・Sさんという患者さんの手記を紹介してくれた。

A・Sさん（1951年生まれ、女性、乳がん）の手記

私は18年前に乳がんになり左の胸をとりました。それから8年後、今度は右の胸にもがんが見つかり大胸筋を残して切除しました。その間、病院から出される薬を真面目《まじ》目《め》に飲み、三度もがんにはなりたくないと思っていました。

それから8年間、定期的に診《み》てもらって特に異常はありませんでした。

がんは完治したと思っていましたが、ある時から咳《せき》が続きしつこい風邪かと思い、近所の病院に行きました。すると、血液検査の結果がんの疑いを指摘されました。レントゲンを撮ったら、右の肺が半分くらい写っておらず腫瘍マーカーも上がっていました。肺転移です。

悪夢は続き、骨にも転移していることが分かりました。

薬をあんなに飲んでいたのに、転移するとは想像もしておらず絶望でした。

そんな時、友人がSINGA宝塚クリニックを紹介してくれました。すぐに予約をして受診しました。

マイクロ波治療を続けながら、病院から出される薬は、主治医から絶対飲むように言われていたので飲んでいましたが、初めて薬による副作用を感じるようになりました。胸が苦しくなったり、手がこわばったりしてとても身体がしんどくなりました。このまま薬を飲み続けて本当に大丈夫なのかな？

乳がんの後も5年間薬を飲み続けていましたが、副作用は感じなかったものの、結局肺に転移したので薬に頼ってばかりではダメなような気がすると思い始めました。

薬とどう向き合っていくかを考えながらマイクロ波治療を続けていたら、「がんエネルギーが下がってきた」と林先生がおっしゃってくださいました。自分でも、咳が減ってきて調子が良くなってきているのは実感していました。

このままマイクロ波治療を続けたら今度こそがんとさよならできるかもしれない！そう思いました。治療を続けていったら、ついに「がんエネルギーがなくなった」と言われました。とても嬉しかったです。

2ヵ月ごとに受診する病院でも、腫瘍マーカーが下がり「良くなってきている」と言われたので、さらに安心しました。主治医は薬が良く効いていると思っていますが、実は飲み忘れることも多くなっていました。

肺に転移が見つかった時はどうしようかと頭が真っ白になりましたが、友人にSーNGA宝塚クリニックを紹介してもらい本当に良かったです。もし、あの時ここに来ていなかったら咳も続き、薬の副作用に悩まされ続けていたかもしれません。

これからは、今まで飲んできた薬をデトックスして今度こそがんにならない身体づくりをしていく予定です。

がんの治療にやって来た神経内科と漢方の専門医

髙橋博樹《たかはしひろき》さんという医師が、クリニックにやって来たのは、2009年頃だったと思う。彼は、健康診断の血液検査で消化器系の腫瘍マーカーであるCEAの値が高かった。そこで早期発見の武器であるPETによる精密検査を受けたが、異常は認められなかった。さまざまな検査を受けた末に、共鳴反応検査にたどり着いたのだ。

私が、早速、共鳴反応検査を行うと、がん活性が確認され、マイクロ波照射を行った。それからしばらく通院して、がん活性は消滅し、その後の検査でCEAも正常値になった。

この時、O－リングテストに強い興味を覚えた髙橋医師は、私が開いていたO－リングテストの勉強会に、それ以降積極的に参加し、実際の治療に活用するようになった。

1962年生まれの髙橋博樹医師は、1988年に私立医科大学を卒業し、神経内科の道を歩み始めた。大学病院を中心に神経内科での診療を続け、1999年には、東京医科歯科大学大学院に入学し、医師としての仕事を続けながら、神経疾患《しっかん》の遺伝子についての勉強と研究を続け、「遺伝性脊髄《せきずい》小脳変性症」をテーマとした卒業論文を書き、2004年に医学博士となった。

その一方で２００１年から勤務をしたクリニックに漢方を専門とする医師がおり、彼に教わりながら、漢方も勉強した。

「東方医学」とCEATを施すクリニックの誕生

そして髙橋博樹医師は、２００８年から東京、日比谷《ひびや》にある長白会タニクリニックでの勤務を開始した。院長の谷美智士《たにみちお》さんは、日本東方医学会名誉会長であり、中国の伝統医学である中医学・漢方医学、鍼灸《しんきゅう》などの第一人者とされ、その領域では尊敬を集める医師である。その名医の下で中医学、漢方医学のトレーニングを重ねていた時に、腫瘍マーカーによって髙橋医師の体内に異常が発見されたのだった。

共鳴反応検査の威力を知った髙橋医師は、Ｏ－リングテストの勉強会でその診断術を学び、その技術を治療にも生かした。Ｏ－リングテストによって身体の不具合を発見することができ、しかも個々の患者さんに合う漢方薬を知ることもできる。

谷院長は、従来の伝統医学の枠を超えて、さまざまな病気の治療に成功していた。がんや膠原病《こうげんびょう》で治療の成果を上げ、治癒不能とされている自閉症でも高い治療成果を上げた。その名医に能力を評価された髙橋医師は、２０１１年にタニクリニックの副院長になった。二人三脚で東方医学をさらに高みに押し上げようという時で、なんと谷院長が、2015年2月に急死してしまった。77歳という早すぎる死だった。

谷院長に信頼を寄せ、身を委《ゆだ》ねてきた患者さんは数多く、彼らの期待に応える責務を高橋医師が担《にな》わねばならない。彼は、日本東方医学会理事・学術委員という立場でもあった。そこで彼は、クリニックを新設し、谷美智士院長が育ててきた東方医学を患者さんに施し、それに加えて、CEATを治療法の柱に加える決心をした。

髙橋医師は、すでにO-リングテストの高い技能を養っており、CEATに関する知識もかなりのレベルだったから、林博文医師と同様に研修に長期は要しなかった。4ヵ月ほど私のクリニックでCEATの研修を受け、15年7月に東銀座タカハシクリニックを開設した。

タニクリニックにもがん患者は多く、中医学・漢方医療とCEATとの相乗効果も十分に期待ができる。そして2016年には、早々と成果を上げ、次のような症例を報告してくれた。

東銀座タカハシクリニックの症例

S・Yさん（女性、肺腺がん）

S・Yさんは、40代だった2015年2月に受けたがん検診で腫瘍マーカーの値が高かったために、総合病院でPETの検査を受けた。すると肺の上部（上葉）と頸部リンパ節、脾臓《ひぞう》に腫瘍が確認された。総合病院の担当医は「肺腺がんのステージⅣ」と宣告した。

腫瘍が大動脈にも浸潤《しんじゅん》していたために手術ができず、抗がん剤による化学療法で腫瘍の縮小を目指すしかなかった。きわめて悲観的な状況だったが、抗がん剤を投与すると肺上葉の腫瘍が縮小し、頸部リンパ節と脾臓の腫瘍は消失した。

しかし化学療法を継続して経過を見ていると、1年を経過した2016年2月に腫瘍マーカーが再び上昇したため、化学療法は無効という結論に至った。

打つ手がなくなったS・Yさんは、知人の紹介で免疫療法の医院を受診した。しかし院長は、S・Yさんの症状が免疫療法の手に負えるものではないと判断し、CEATを勧めたという。そこでS・Yさんは、16年3月に東銀座タカハシクリニックに予約し、ほどなく来院した。髙橋博樹院長が共鳴反応検査を行うと、肺を中心として体幹全体に強いがん活性が確認された。そこで肺を中心にマイクロ波の照射を開始し、週2回のペースで治療を続けた。

初診1ヵ月後に総合病院のPET検査で、肺上葉に高集積像、肺下葉胸膜下に微小結節が認められた。これらは、悪化を示すサインだ。さらに16年5月のＣＴ検査で肺上葉の腫瘍が拡大傾向を示した。ただし共鳴反応検査では、がん活性は、次第に低下していた。髙橋院長は、ＣＥＡＴの効果を信じて、胸部を中心にマイクロ波を照射し続けたという。

そして初診からおよそ半年を経た時点でがん活性はもっとも低いレベルになった。しかも総合病院でのＣＴ検査でも肺上葉の腫瘍の縮小傾向が確認された。その後もＳ・Ｙさんの腫瘍マーカーの値は低下と上昇を繰り返し、ＣＴ画像上、腫瘍は消えてはいない。体調は比較的良好な状態が続いている。そして２０１８年末、ＣＥＡＴによる治療は１００回に至ったが、少なくともステージⅣだった末期がんから、Ｓ・Ｙさんは、生還したと考えてよさそうだ。

髙橋院長は、私の「寄生虫や病原体の感染」の研究成果を重視してくれており、特に、Ｓ・Ｙさんのようになかなか完治を宣言できない患者さんでは、共鳴反応検査で入念なチェックをしている。Ｓ・Ｙさんは、細菌、ウイルス、さらに吸虫などの寄生虫、真菌までさまざまな病原体の反応が、これまでの共鳴反応検査で確認された。髙橋院長は、これらを専門分野の漢方薬によって駆除する研究を行っており、体力・抵抗力を高める補中益《ほちゅうえっ》気湯《きとう》、水分調節機能を持つ五苓散《ごれいさん》、熱や炎症を取る黄連解毒湯《おうれんげどくとう》などをＳ・Ｙさんの状態に応じて処方し、その効果を確認してきたという。

T・Kさん（女性、肺腺がん）

60代の女性、T・Kさんは、２０１３年の健康診断で腫瘍マーカー値が高かったために、総合病院で精密検査をしたところ、肺腺がんが判明し、主治医は、「胸膜《きょうまく》播種《はしゅ》と胸水《きょうすい》を認める肺腺がんで病期はステージⅣ」と告げた。手術の適応はないので、分子標的薬に分類される抗がん剤イレッサを処方されたが、肝障害が出現。そこでイレッサを減量して4年間処方を継続した。

イレッサの明確な効果が確認されない中で、T・Kさんは、２０１７年11月に東銀座タカハシクリニックで診断を受けた。髙橋院長が、共鳴反応検査を行うと、胸部中心に強いがん活性があり、肺を中心にマイクロ波照射療法を開始した。総合病院では、２０１８年春に腫瘍マーカーが上昇し、抗がん剤を変えて、化学療法を続けた。すると3ヵ月後のCT検査で右肺の腫瘍が縮小し、ほぼ消失していることが確認され、CEAT治療約20回目でがん活性は消失した。

T・Kさんの場合も、髙橋院長は、感染・寄生する病原体のチェックを共鳴反応検査で行っている。すると吸虫などの原虫や細菌の反応があり、それに対して、ニンジン、オウギ、ジュウヤク、ガジュツ、ハッカ、バクモンドウなどの漢方生薬《しょうやく》を煎《せん》じ薬にして処方した。これに加え、谷美智士院長が、薬草、キノコ類などで免疫活性化機能の強いものを組み合わせて開発した免疫活性化複合生薬である天寿散《てんじゅさん》もT・Kさんに処方しているという。

エンジニアから40代で医師に転向するという勇断

私のクリニックに、茨城県水戸《みと》市の岩間東華堂《いわまとうかどう》クリニックの岩間誠院長から手紙が届いたのは、2014年9月のことだった。そこには、「先生のご著書を拝読し、もうこの治療法しかないと思いました。横浜に伺って、お目にかかりたいです」と書かれていた。

数日後、来院してくれた岩間誠院長は、65歳だったが、実年齢よりずいぶん若く見えた。彼のキャリアもまたユニークなものだった。東京工業大学を卒業し、修士課程を修了して日立電線という電線やケーブルの製造会社でエンジニアとして活躍した。1993年に日立電線を辞職し、翌年、45歳で私立医科大学に入学した。「人生の中間で別な道を探してみようと若い頃から心づもりをしていました」と岩間院長は説明してくれたが、並の人間に真似《まね》のできることではない。

医科大学入学と同時に日本漢方協会の漢方講座の受講も開始している。この行為は、岩間家と漢方との深い因縁《いんねん》によるものだという。

岩間誠院長は、岩間家の15代目の当主だという。初代は、中国、杭州《こうしゅう》から東皐心越《とうこうしんえつ》禅師とともに１６７６年に日本に渡った廓翁明《かくおうめい》という名の薬師であり、１６８３年に水戸徳川《とくがわ》家2代当主である徳川光圀《みつくに》の招聘《しょうへい》により、水戸にやって来て、帰化したという。

心越禅師は、清王朝の圧政に耐えかねて日本へ亡命し、曹洞宗《そうとうしゅう》系の禅宗を伝えたことに加え、詩文、書画、古琴《こきん》などの中国の文人文化を伝えたことでも有名だ。一方、帰化した廓翁明は、岩間武左衛門という名を与えられ、苗字帯刀《みょうじたいとう》と生薬屋の許可を得て、代々灸《きゅう》や漢方薬で病者の治療に当たってきたという。岩間家15代当主としての自覚が、医学を学び始めた岩間誠医師に漢方の勉強をさせたということなのだろう。

51歳で医科大学を卒業し、医師国家試験に合格した岩間医師は、水戸市に茨城保健生活協同組合が運営する城南病院で研修医として、さらに正式な医師として働いた。その間にも、夏季休暇を活用して、東京大学医学部免疫機構学研修や福岡県の麻生飯塚病院東洋医学センターの漢方診療研修などを受けたという。麻生飯塚病院での漢方診療研修は、東洋医学の名医・指導者として名高い三潴忠道《みつまただみち》医師によるものだった。三潴医師は、現在、福島県立医科大学会津医療センター漢方医学講座教授であり、附属病院副病院長として東洋医学の進化・普及に尽力している。

「330余年の伝統」を背負う婿《むこ》養子

そして岩間医師は、2004年に岩間東華堂クリニックを開設した。岩間医師の奥さんのみち子さんは、薬剤師であり、以前から岩間東華堂薬局を切り盛りしてきたという。実は、岩間医師は、岩間家の養子であるという。

14代当主である薬剤師の岩間香さんは、唯一の跡継ぎであるみち子さんとその夫に医業・薬業を営んでほしかったが、みち子さんが選んだ夫、誠さんはエンジニアであり、香さんは、その結婚を強く反対したという。その香さんが亡くなった段階で、誠さんは、岩間家を絶やさないために養子になり、岩間家を後継する決断をし、医学の道に進んだのだった。

こうして岩間東華堂クリニック開設とともに医師の夫と薬剤師の妻の強力な二人三脚がスタートした。330年以上の漢方の伝統を受け継ぎ、寸暇を惜しんで免疫学や東洋医学の勉強をしてきた岩間医師の必死の研鑽《けんさん》は、クリニック開設以降も続いた。

「免疫力を高めるための刺絡《しらく》療法に始まり、オゾン療法、高濃度ビタミンC点滴療法、減圧療法などを経験してきました。いずれも身体にとって良い結果を生んできました」と岩間医師は話してくれた。刺絡療法は、経穴《けいけつ》（ツボ）に鍼《はり》を刺し、血を少量出すことで、「放熱」「放気」を狙《ねら》う元祖・鍼灸治療とも言える治療法であり、オゾン療法は、強力な酸化作用を持つオゾンを血液中に入れ、代謝と免疫力の活性化を狙うドイツ由来の治療法だ。

「CEATが決め手になってくれると確信しました」

「しかし、がんに関しては、いずれも決め手とはなりません。がんの治療の決め手をずっと探してきたんです」と岩間医師は語った。そんな思いを抱く岩間医師の下へ高濃度ビタミンC点滴を受けるために来院した眼科医が、「横浜の前田先生のところでマイクロ波治療の研修を受けてきました。この本を読んで意見を聞かせてください」と言って１冊の本を渡した。それが拙著『がん治療に苦痛と絶望はいらない』だったという。

しかし岩間医師は、すぐには読まなかったという。話ができすぎていて、胡散臭《うさんくさ》いと思ったのかもしれない。しかし、１ヵ月ほどして若い女性の患者さんが、岩間医師の必死の治療の甲斐《かい》なくがんで亡くなった。敗北感に苛《さいな》まれながら、本棚を見ると、拙著が目に入った。岩間医師は、手に取り読み始め、感動を覚えたという。

「前田先生、ＣＥＡＴを学ばせていただけないでしょうか？」と岩間医師は言った。

その翌週から岩間医師は、みち子夫人とともに週1回のペースで水戸から横浜まで研修に通った。共鳴反応検査では、診断者と患者の間にメディエーターが必要であり、みち子夫人が、その役割を担う。ただし岩間夫妻も初めて共鳴反応検査の様子を見た時は、何か見てはいけないものを見ているような表情をしていた。そして「とても驚いた」と後で語った。

この共鳴反応検査では、意外な出来事が起こってしまった。みち子夫人の胸部にがん活性が確認されてしまったのだ。その2ヵ月前に行われたCT検査で「異常なし」だったと言い、岩間医師は、半信半疑だったが、とにかくマイクロ波照射を行った。すると6回目のマイクロ波照射の後に乳がんの活性は消滅した。このレベルのがんが、CT検査で発見されることはあり得ない。ごくごく初期の乳がんだった。

研修は10ヵ月と長期間を要したが、岩間医師は認定医の資格を得た。その日、「これで多くの患者さんを救うことができます」と語った岩間医師の姿は、実に印象的だった。それは、髙橋博樹医師が、東銀座タカハシクリニックを開設したのと同じ2015年7月だった。

以下は、岩間東華堂クリニックの症例である。

medical records 岩間東華堂クリニックの症例

Ｓ・Ａさん（１９５６年生まれ、女性、卵巣がん）

Ｓ・Ａさんは、２０１５年３月の健康診断で卵巣嚢腫《のうしゅ》を指摘された。15年５月に両側付属器切除術を受けた。卵巣腫瘍でもっとも多い卵巣嚢腫は良性であることが多いが、Ｓ・Ａさんの場合は、病理診断の結果、両側卵巣漿液《しょうえき》性腺がんと診断された。つまり悪性腫瘍だったのだ。漿液性腺がんは、卵巣がんの３分の１を占め、厄介な卵巣がんの典型例だ。早速６月30日に子宮全摘術、大網《たいもう》（腹部の臓器を覆う脂肪組織）切除術、骨盤・傍大動脈リンパ節郭清術という大掛かりな手術が行われた。病理組織検査の結果、腹膜《ふくまく》に転移が認められる病期はステージⅢbであり、予測通り腹水にも大網にも播種（転移）を確認された。続いて８月からｗｅｅｋｌｙ ＴＣ療法を６クール行うことになった。強度の高い抗がん剤を毎週集中投与し、３週１クールで６クール続けるという過酷《かこく》な化学療法だ。

そして15年10月２日に知人の紹介で岩間東華堂クリニックに初診。岩間院長が、共鳴反応検査を行うと、卵巣がんばかりでなく、舌がん、喉頭《こうとう》がん、肺がん、胃がん、肝臓がん、膵臓《すいぞう》がん、大腸がん、卵巣がん、子宮体がんなど驚くほどの臓器にがん活性が認められた。早速マイクロ波照射を開始した。その後、Ｓ・Ａさんは、化学療法ｗｅｅｋｌｙ ＴＣ療法抗がん剤治療は4クール終了した時点で副作用がひどく食事もとれず、衰弱が激しくなり家族に説得されて中止することになった。weekly TC療法の完遂《かんすい》率は50%を切っており、無理もない結果とも言えた。

再びCEATの治療が開始されたが、何とマイクロ波照射を34回行った2016年7月にすべてのがん活性が消滅した。その後、経過観察のためにS・Aさんは、定期的に東華堂クリニックに来院しているが、がん活性は確認されず、2017年5月の造影CTでも異常所見は認められず、毎日元気に過ごしているという。

S・Aさんは、数々の転移が確認された進行卵巣がんをこうして完治させた。

笑いが絶えない「不思議ながんクリニック」

岩間東華堂クリニックにおけるCEATの実績は、まだ浅い。しかし、岩間夫妻のみならず、クリニックのスタッフは、すぐにCEATの価値を理解して、今後の成果を楽しみにしてくれている。そんなスタッフからのレポートを紹介する。

〈岩間東華堂クリニックスタッフのレポート〉

「こんにちは、○○さんですか？　お待ち致しておりました」

緊張した面持《おもも》ちの見慣れない患者さんはいつもCEATの新患さん。遠方からの患者さんも多く、やっと到着した安堵感《あんどかん》と〝どんなドクターなのだろうか？〟〝自分のがんにどんな診断がなされるのだろうか？〟〝どんな治療なのだろうか？〟〝本当に良くなるのだろうか？〟と不安で一杯の感じが伝わってきます。患者さんも付き添いのご家族も緊張しているせいか無愛想な感じで受付完了、待合室へ。

最初は比較的マニュアル通りの対応だった私たちも、治療を重ねてくると顔見知りになりいろいろな話をするようになります。がん宣告された日の話、今までやってきた治療の話、家族の話、仕事の話。

あの無表情で無愛想な患者さんが「がん活性が減ったぞ」「最近食欲があるんだよ」と歯を見せながら笑顔で話してくれます。

あの自分の事だけに夢中で傲慢《ごうまん》だった患者さんが、他の患者さんの事を心配してくれます。

あの疑いの目で診療を受けていた患者さんが「友達が予約するからよろしくな」と言ってくれます。

またご家族も今までは本人に気を使い、言えなかったがんの事、これからの事、今までの思い等を明るく皮肉漫才のように話します。

そして、待合室は患者さんやご家族同士のコミュニケーションの場になり、笑い声が多く聞こえ、無料の免疫力アップの場になっています。「がん患者さんてこんなに明るいの？」と最初は思いましたがこれもすべてCEAT治療の賜物《たまもの》だと思います。

治療を重ねる度に患者さんとご家族の明るくなる表情、高くなる声を感じることがとても嬉しく楽しいです。

すべての患者さんが信じられない現実が自分の身に起き、絶望と戦って治療に来られていると思います。メンタルにおいても壮絶な戦いを経験されていると思います。

これからも、患者さんとご家族が希望を持って治療ができるように岩間院長夫妻とともに努力していきたいと思います。


ここに記されている診察室の風景は、CEATを実践するクリニックに共通するものだ。生活の質（QOL）が日を追って改善されていくから、皆、心が豊かになっていく。互いを思いやる余裕が生まれ、他人を笑顔にしたいといった思いが生まれ、待合室は、笑顔の患者さんの楽しげな会話があふれている。その笑顔は、それまでの闘病の辛さとのギヤップの大きさも物語っている。そして笑い声が「無料の免疫力増強剤」になる。

若手の呼吸器専門医の参画

2014年12月、私は、広島県福山《ふくやま》市のセオ病院の瀬尾宜嗣《せおよしつぐ》副院長から履歴書付きの便りをもらった。そこには、『「がん治療に苦痛と絶望はいらない』を拝読させていただき大変感銘を受けました。もしできることなら当病院でもマイクロ波治療をさせていただけないかと思っております。よろしくお願いいたします」と記されていた。

1972年生まれの瀬尾宜嗣医師は、東京都内の私立医科大学を卒業し、呼吸器内科の専門医として、肺がんや間質性肺炎などの治療経験を積み、さらに大学院で学位を取得した。

セオ病院は、1952年に瀬尾医院として瀬尾宜嗣医師の祖母が創設し、1985年には内科全般の治療を行う有床病院となった。現在の会長は、瀬尾医師のお父さん、瀬尾憲司さんだ。2010年に瀬尾医師は、福山に戻り、セオ病院に勤務し、2013年には副院長に就任している。

至って恵まれた環境が用意されている医師が、下手《へた》をすれば白い目で見られるCEAT

のような治療法に興味を持ってくれたのは、石井宏則院長、平山繁樹院長などと同様に「気骨」のなせる業《わざ》である。

私のクリニックにやって来た瀬尾医師の「研修を受けさせてください」という要望に応え、2015年1月から研修が開始され、瀬尾医師は、メディエーターを務めることになる看護師さんとともに福山から毎週やって来た。そして研修開始から10ヵ月後の15年10月に瀬尾医師はCEAT認定医となり、広島県福山市のセオ病院でのCEATの治療が開始された。

さらに2017年10月には、セオ病院の面前にアドバンス・クリニック福山が開設された。アドバンス・クリニックを付した4番目のクリニックであり、セオ病院から独立したがん治療クリニックが誕生した。

整形外科医の瀬尾夫人の参戦

そして、2017年12月、瀬尾宜嗣医師の夫人、理利子《りりこ》さんも認定となり、2018年2月から東京都品川区の大井町《おおいまち》でCEATを開始した。夫婦が、別々の拠点でCEATを実践するのだ。

東京都出身で、1997年に東京の医科大学を卒業した瀬尾理利子医師は、整形外科医として、日本赤十字社医療センターや国立スポーツ科学センターなどに勤務してきた。スポーツ障害や整形外科障害などの患者さんの姿勢や動き方の癖《くせ》などを見つけ出し、その改善を図《はか》り、健康寿命を伸ばす医療に携わり、理学療法士や運動療法士などとともに運動療法やリハビリテーションを行うことに情熱を傾けてきた。

CEATは、瀬尾宜嗣医師が、2014年12月に研修を開始する頃に知ったと言う。Oーリングテストの練習をしている瀬尾宜嗣医師の姿に、当初は、驚きと不安を感じたそうだが、瀬尾宜嗣医師が福山でCEATを開始すると、東京方面からも時間の残されていない患者さんたちが、何人も訪れる様子を見て、この治療を希望する東京の患者さんたちが、すぐに治療を開始できるように、東京でCEATを実施しようと決意したのだった。40歳を過ぎた頃から、整形外科以外の医療にも関わってみたいと思っていたことも、この決断を後押ししたと言う。

たまたま娘さんを通じての知り合いが、大井町のクリニックの院長夫人だったことから、未使用だったクリニックのビルの6階を借りて、2018年2月に「大井町メディカルクリニック6階CEAT外来」を瀬尾理利子医師はスタートさせた。

medical records 大井町メディカルクリニック6階CEAT外来の症例

S・Aさん（1950年生まれ、女性、大腸がん）

東京都在住のS・Aさんは、2017年1月に大腸がんが発見され、内視鏡で切除したが、17年10月以降、原因不明の発疹《はっしん》が続いた。そして2018年1月に発熱し、大学附属病院で腎炎《じんえん》が確認され、腎瘻《じんろう》を形成した。腎臓でつくられた尿は、腎盂《じんう》、尿管、膀胱《ぼうこう》、尿道を通って体外に排出されるが、尿管に通過障害が起こった場合、腎盂にカテーテルを挿入し、尿を体外に排泄する腎瘻を形成する必要がある。そして2月の精密検査では、大腸がんの尿管への転移が疑われた。しかも狭窄《きょうさく》が強く尿管にステント留置ができなかったため、S・Aさんは腎臓・尿管切除術を主治医から勧められた。内視鏡下でがん腫のようだという根拠で、尿管と腎臓を切除するという判断が下された。大病院ではありがちな判断である。

この手術を何とか避けられないかと考えたS・Aさんは、CEATの存在を知り、これにかけてみる覚悟で、大井町メディカルクリニック6階CEAT外来を訪れた。S・Aさんは、CEAT外来の患者第一号だったという。瀬尾理利子医師は、大腸がんによる尿管閉鎖と診断し、CEATによる治療を開始した。週2回というペースでマイクロ波照射を続けると、4ヵ月足らず後の2018年6月2日にがん活性が消失した。そして尿管の通過障害が改善され、18年6月28日には、尿管カテーテルを除去した。腎臓も尿管も切除せずに、2018年末まで異常は確認されていない。瀬尾理利子医師は、共鳴反応検査によって、経過を観察している。

瀬尾医師は、幸先《さいさき》のよいスタートを切ったと言えるだろう。

ORTも漢方も学び、挑戦を続けるベテラン医師

高知県高知市のDr.オヤマ診療所の小山純《おやまじゅん》院長から履歴書同封の封書をもらったのは、2015年2月だった。履歴書には、「志望の動機」として、次のような思いのこもったメッセージが書かれていた。

「漢方治療を中心にして、難治性疾患に取り組んでおりますが、殊《こと》にがん治療においては、非常に悪戦苦闘しております。種々の方法を組み合わせて対応しておりますが、思うような結果を得られないことも多く、新しい治療法を模索している状況でした。そんな中、偶然に、書店で先生の御著書『がん治療に苦痛と絶望はいらない』に出会いまして、その治療効果に驚くとともに、O－リングテストを使われて治療されていることにご縁を

感じました。
ぜひ、この治療法を習得して、高知の人々、四国の人々も、この治療法の恩恵を受けられるように、また、この治療法が広まりますよう、少しでもお手伝いさせていただければと思い、志望しました」

1959年に長崎県の対馬《つしま》で育った小山純医師は、1985年に東京都内の私立大学の医学部を卒業した。麻酔科を専門とし、大学病院で麻酔科学教室医長まで務めたが、1991年、老年麻酔の確立を目標に、京都大学の老年科の助教授が、院長として赴任した高知愛和病院に出向。結局、老年科全般を守備範囲とすることになった。

小山医師は、O－リングテストの技能に定評のある医師、山本重明院長が、高知にいることを知り、1991年から指導を受け、O－リングテストを治療に活用するようになった。これが、「O－リングテストのご縁」だが、私よりもO－リングテスト歴は長いのだ。

さらに、愛和病院に南京中医学院の楊進助教授（現・南京中医薬大学教授）が6ヵ月間、研修に来た。小山医師は、その好機を逃《のが》さず、漢方と鍼を学んだ。そして2000年には、愛和病院内科部長となり、老年科と漢方、O－リングテスト外来と多忙を極める境遇になった。

しかし、2004年、漢方を中心にする治療に専念したいと思った小山医師は、内科、アレルギー科、麻酔科を標榜《ひょうぼう》するDr.オヤマ診療所を高知市で開業した。

その小山医師が、私のクリニックにやって来た２０１５年２月、研修を開始した。月２回、高知から遠路、横浜に通い、後半は月に１回のペースとなった。そして９ヵ月後の15年11月にＣＥＡＴ認定医となり、２０１６年４月にDr.オヤマ診療所でＣＥＡＴの治療が開始された。

小山医師は、漢方のみならず、食事療法、高濃度ビタミンＣ点滴療法をはじめ、さまざまな治療法を活用する。こうした技能が、ＣＥＡＴに提供してくれる知恵は楽しみだ。

Dr.オヤマ診療所の症例１（前半は、セオ病院での治療）

Ｎ・Ｃさん（１９５３年生まれ、女性、子宮頸がん）

高知市在住のＮ・Ｃさんは、２０１１年12月に不正出血があり、総合病院の婦人科で検査すると、悪性が疑われる子宮頸がんのクラスⅢと診断された。２０１２年６月に入院して精密検査を受けると、子宮頸がんが確定し、12年８月に子宮・卵巣全摘除術が行われた。手術後の病理組織検査で転移は認められなかったが、12年11月から２０１３年２月まで抗がん剤による化学療法を計６回受けた。

そして2014年8月、定期健診で胸部X線画像に異常陰影が認められ、精査した。すると転移でなく、原発性の肺がんという診断結果が出て、14年10月に左肺上葉切除の手術が行われた。幸い転移は認められず、定期的に経過観察を続けることになった。

短期間に2つの臓器でがんが発見され、手術を経験したショックは大きい。がん家系ではないはずだが、自分はがん体質で、またがんになるのではないかとN・Cさんは大きな不安を感じた。

そんな時、知人が、CEATの話をしてくれた。その知人もがんの手術を受けた後に共鳴反応検査で反応が出て、治療してもらっているというのだ。最初、N・Cさんは半信半疑だったが、私の著書を読んで納得したという。

早速、CEATを受けられる高知からもっとも近い医療機関ということで福山市のセオ病院を受診した。瀬尾宜嗣院長が、共鳴反応検査を行うと、胸部に肺がんの活性が、腹部には子宮がんの活性が確認された。N・Cさんは、〝予想していた通りだった〟と思ったそうだが、拙著を読んで治療効果を確信していたので、さほど心配しなかったという。

マイクロ波の照射が開始されたが、反応がよく、がん活性はスムーズに低下していった。

そして2017年4月に高知市のDr.オヤマ診療所でCEATを受けられることになり、Dr.オヤマ診療所に治療が引き継がれた。そして17年11月、福山と高知併せて27回目の治療で、腹部、胸部ともにがん活性が消失した。

がん活性は消失したが、月1回のペースでCEATの治療はしばらく継続する予定という。

Dr.オヤマ診療所の症例2

Y・Sさん（1957年生まれ、女性、乳がん）

Y・Sさんは、7年前に乳がんの診断を受け、抗がん剤による化学療法を受け、乳房温存手術を受けた。手術、放射線治療の後、再び化学療法を受け、ホルモン療法を5年間継続したが、術後、両側胸部と腋の下に痛みと違和感は続いたという。そこで高濃度ビタミンC点滴療法なども受けたが、自覚症状に変化はなかった。

実は、Y・Sさんは看護大学の教員で、長年、看護師を育ててきた医療の専門家である。当然のことながら、10年たっても術後再発がありうることは認識していたので、自覚症状の継続に大きな不安を感じていた。

乳がん細胞が、骨髄《こつずい》中に入り休眠状態となり、なんらかの引き金で再活動して、再発するとの報告が、国立がん研究センターによってなされていることも不安を増幅させる。

西洋医学的検査で再発は認められていなかったが、Y・Sさんは、2016年5月にDr.オヤマ診療所で、共鳴反応検査を受けた。すると両側胸部、両側腋窩《えきか》に、がん活性が認められた。「Y・Sさんは、ある程度、予期していたようで、驚く様子はなかった」と小山院長は言う。

そこでCEATを開始したが、15回目のマイクロ波照射を終了した段階でがん活性は消滅し、長年、Y・Sさんを憂鬱《ゆううつ》にしてきた自覚症状も消退したという。

こうしたケースを経験し、小山院長は、患者さんたちに次のように伝えているという。

「がんを甘くみてはいけません。術後の再発は約半数です。術後、ただ定期的に検査を受けるだけで、何もしないのはリスクが大きすぎます。がん活性が残っているかどうかを調べる方法があり、それを改善する治療法があります。西洋医学的に再発する前に治療してしまうことは、患者にとっても、医師にとっても、大きなメリットとなります」

現代西洋医学以外の医療を探し求めて

東京都中野《なかの》区のナガヤメディカルクリニックの理事長・院長の永谷信之《ながやのぶゆき》さんが、私のクリニックに来たのは2015年7月31日だった。永谷医師も、拙著『がん治療に苦痛と絶

望はいらない』を読み、連絡をくれた。「1日も早く前田先生に会いたくて、すぐにアポ

を取りました」と永谷医師は言った。

永谷信之医師は、千葉大学工学部画像工学科を卒業し、2年間印刷会社に勤務したとい

う。「社会人になって、自分の生きがいについて考え、本当に後悔のない人生なのかを自

分に問う日々が続いていました」。そして28歳で福岡県の私立医科大学に入学した。「母の

薬剤による骨髄疾患、父の脳梗塞《のうこうそく》・がんの発症などに直面し、人の命の大切さ、はかなさ

を目の当たりにしました」と語る永谷医師。人の命を救う仕事への憧《あこが》れを抱き、大きく進

路を変更したのだ。

そして卒業後、永谷医師は、大学病院で胸部外科・消化器外科に所属し、高知県土佐清《とさし》

水《みず》市にある土佐清水病院に勤務した。土佐清水病院は、丹羽耕三医師が院長を務める病院

だ。丹羽医師は、身体に有害な活性酸素の増加を抑える酵素ＳＯＤの世界的権威とされ、

がん、膠原病《こうげんびょう》、アトピー性皮膚炎の治療で定評を得ている。

「肺がん患者さんの術後や、抗がん剤治療で苦しんでいる患者さんに接するにつけ、〝こ

んなに辛い治療が自分に耐えられるだろうか〟と思うと同時に、〝もっと身体に優しい治

療法があるのではないか〟と思い始めました」と永谷医師は語ってくれた。

「代替医療を行う病院にもお世話になりましたが、思うような結果が得られなかったこと

が、新たな医療を行うきっかけとなりました」と語る永谷医師は、２００７年に自分のクリニックを設立した。これまで学んできた治療法に加え、さまざまな試行錯誤《しこうさくご》を重ねて、病《やまい》と闘った。漢方薬、高濃度ビタミンC点滴に加え、遺伝子治療、超音波ダイナミック療法、分子標的治療薬、免疫細胞療法、ワクチン療法など、試行した医療は、かなりの数に上る。

永谷医師は、大いなる期待を抱いて、私のクリニックでの研修を開始した。ただし初めて共鳴反応検査を目の当たりにした時のショックは大きかったようだ。私が検査をする様子を怖いものでも見るように見ていた。しかし永谷医師は、患者さんを相手に共鳴反応検査を重ねていくうちに、共鳴反応検査の精度への確信を強めていった。

こうして12ヵ月間の研修の末、２０１６年9月に永谷信之医師は認定医となり、ナガヤメディカルクリニックでＣＥＡＴが開始された。永谷医師は、「前田先生とのめぐり合いが、私のがん治療を大きく変えました」と言ってくれた。

Ａ・Ｆさん（１９７５年生まれ、女性、乳がん）

東京都在住のＡ・Ｆさんは、２００２年４月の健康診断で乳がんが疑われ、精密検査を行ったところ、「右乳がん」という診断だった。「右腋窩リンパ節に転移が認められ、病期はステージⅡｂの浸潤性乳管がん、エストロゲン受容体陽性」という説明を受けた。

浸潤性乳管がんとは、がん細胞が、乳腺を取り囲む間質《かんしつ》に浸潤して、リンパ節転移などのリスクが高いがんで、乳がん全体の８割を占める。エストロゲン受容体陽性とは、細胞内に増殖するのに必要なエストロゲンというホルモンと結合するタンパクが存在するので、エストロゲンの結合を妨害するホルモンによって増殖を止めることができることを意味する。

Ａ・Ｆさんは、右乳房をすべて摘出し、その後、抗がん剤、ホルモン療法を続けた。その結果、８年間、再発を認めず、２０１０年には、「乳がんは完治した」と主治医に言われた。

ところが２０１３年、呼吸時に胸が痛み、息切れするようになったため、２０１４年２月に全身の検査をしたところ、右肋骨《ろっこつ》、脊椎《せきつい》、骨盤への転移があり、肝転移も確認された。このため、抗がん剤、分子標的治療薬を投与したが、肝臓の転移は大きくなっていった。

不安に駆られたＡ・Ｆさんは、治療法を必死に探り、インターネット上でＣＥＡＴという治療法の存在を知り、2016年9月16日にナガヤメディカルクリニックを受診した。永谷信之院長が、共鳴反応検査を行うと、がん活性は身体全体に認められ、脊椎、肋骨、骨盤に多発性の骨転移が認められた。また抗がん剤の影響と見られる重金属の蓄積も見られた。そこで永谷院長は、マイクロ波照射を開始した。するとマイクロ波照射9回目の2017年1月に、がん活性は微小なレベルまで減少した。

ところが、左手に力が入らなくなるという症状があったので、脳のMRI検査をしたところ、脳への転移が確認された。そこで脳へのマイクロ波照射も追加しながら、ガンマナイフによる放射線治療も行った。

マイクロ波照射が20回を超えたところで、ようやくがん活性が消滅。治療開始から5ヵ月経過していた。がんの活性が消えると、がん回復期症候群というがんの残骸《ざんがい》を掃除するプロセスとなり、細菌、カビ、ウイルスなどの感染症が多発する。10種類あまりの感染症が代わる代わる出現したので、抗生剤などで消していった。その間、身体の中の状況を、共鳴反応検査、血液検査、MRI検査などの画像検査でチェックしているという。彼女の乳がんとの闘いは、15年間続いているが、永谷院長も誠心誠意治療に当たっている。

外科の最先端を走って来た医師の「挫折感」

東京都墨田《すみだ》区のサンクリニックの杉野三千男《すぎのみちお》院長が、私のクリニックに来たのは、2016年2月だった。事前に送ってくれた杉野医師の履歴書に彼の思いが綴《つづ》られていた。

「私は約20年間外科医としてがんの手術をしてまいりました。その頃は手術で切除することが治療だと信じておりました。そのたび、挫折感を味わい手術をやめました。サンクリニックを始めてからは乳がんに特化し、亀田《かめだ》メディカルセンターの乳腺外科部長の福間《ふくま》先生と一緒に約10年間、乳がんの治療を行ってまいりましたが、何度も現在の治療の限界を思い知らされました。そして『がん治療に苦痛と絶望はいらない』という前田先生の本に出会いました」

私も40年間外科医をやってきたからよく分かる。素晴らしい手術をすれば、奇跡が起こるという信念が、外科医の情熱を支えている。だから必死に技術を磨き、最先端の武器を自分のものにする訓練を重ねるのだ。杉野医師の技術と勤勉さもかなりのものなのだろう。腹腔鏡下手術をはじめ、最新の術式を他に先んじて、いち早くマスターしてきたという。

また漢方薬や免疫療法などの勉強もかなりやってきたと言うが、がんに関しては、「効果はあっても、決め手になるというレベルではないようです」と語る。

1959年生まれの杉野三千男医師は、東京都内の私立医科大学を卒業し、大学病院で外科医として活躍し、29歳で助手研究員となった。そして1992年に横浜船員保険病院(現、横浜保土ヶ谷中央病院)外科医長となり、1993年には200以上の病床を持つ墨田区のあそか病院の外科部長に就任し、2001年、42歳であそか病院副院長に就いた。エリートコースを歩きながらも「挫折感を味わう能力」が備わっているから、CEATの価値が理解できた。

杉野医師は、2016年9月にCEAT認定医となり、サンクリニックでCEATの治療が開始され、2017年3月には、杉野医師が理事長を務める茨城県龍ケ崎《りゅうがさき》市の根本《ねもと》医院でも、CEAT治療を開始された。杉野家は、3代続く医師の家で、根本医院は、祖父、父が診療を行ってきた診療所である。現在は、杉野医師の友人が、医院を取り仕切ってくれており、杉野医師は、毎週、東京から通っているという。CEAT治療は、認定医である杉野医師しかできないから、彼が、根本医院に行く時だけ、CEATの治療が行われている。

2017年5月に開催されたCEAT学会第3回総会・学術集会で、杉野医師は、「新しい乳癌の治療と免疫療法について」と題した特別講演を行った。そこで、抗がん剤や放射線治療の効果を増強し、副作用を減らす菌糸体培養培地抽出《ちゅうしゅつ》混合物の乳がんに対する効果について語った。菌糸体培養培地抽出物とは、シイタケなどのキノコ類から抽出される成分の混合物で、粉末の免疫賦活《ふかつ》剤を服用することで効果が期待できるという。長年にわたり杉野医師自身が、開発、改良を続けてきた菌糸体培養培地抽出物が、マイクロ波照射の効果をも高めることを杉野医師は報告してくれている。

サンクリニックの症例

K・Yさん（1944年生まれ、女性、膵臓がん）

K・Yさんは、2012年11月にサンクリニックで膵頭部がんが判明した。杉野三千男院長は、早速、都内の総合病院にK・Yさんの手術を依頼し、消化器外科で手術が行われた。

インスリンや消化液の分泌など重要な役割を担う膵臓を摘出する場合、外科医は、がん腫を取り去りながら、最小限の切除に留《とど》める努力をする。手術中にK・Yさんの膵臓は、部分的に切除され、断面を迅速病理診断で確認する。この作業を何度も繰り返したが、残

▶K・Yさんの腫瘍マーカー DUPAN-2 の値の推移

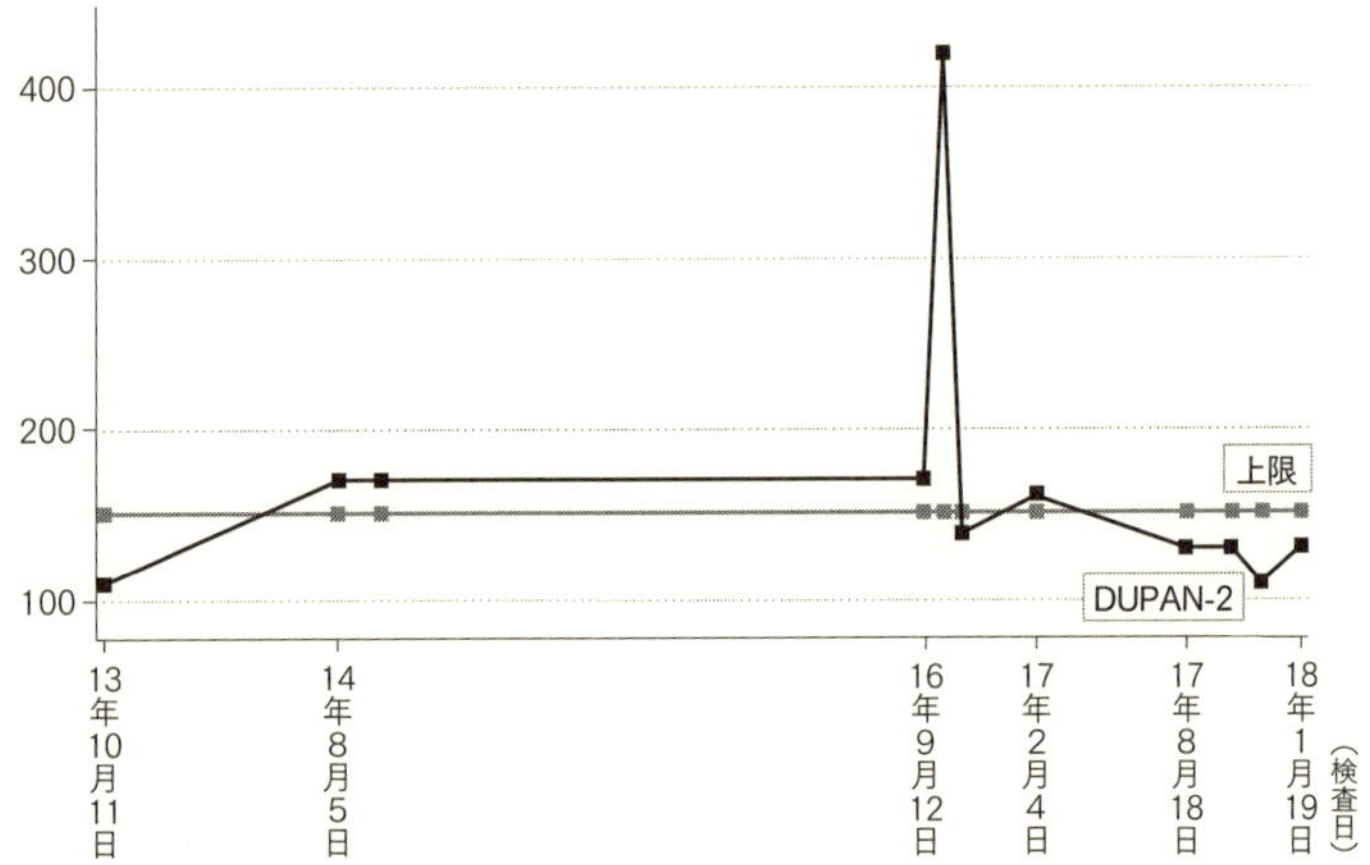

念ながら、K・Yさんのがん腫は膵臓全体に広がっており、膵臓の全摘手術を余儀なくされた。しかも膵臓を包む膵被膜にもがん細胞の浸潤が確認され、結果的にステージⅢの膵臓がんと診断され、5年生存率は6・1％という非常に厳しい現実が、K・Yさんに示された。

　再発の危険性はきわめて高く、TS1を服用した。TS1は、胃がんなど消化器系のがんの抗がん剤であり、がん細胞の成長や分裂を妨げる代謝拮抗《きっこう》剤に分類される。また杉野院長は、独自に開発した免疫力を賦活する菌糸体培養培地抽出物をK・Yさんに飲んでもらった。手術後は、抗がん剤TS1と、この免疫賦活サプリメントで再発を防ぎ、完治を目指すことになった。

杉野院長は、K・Yさんの容態を膵臓がんの腫瘍マーカーであるDUPAN－2で確認したが、再発の兆候《ちょうこう》はなく、手術から半年後の2013年6月には、TS1の服用を止め、免疫賦活サプリメントのみで様子を見ることになった。2014年8月に腫瘍マーカーが基準値をわずかに超えたが、その後2年間、やや高いレベルが維持された。

ところが、手術から3年10ヵ月を経過した2016年10月に腫瘍マーカーが急上昇し、再発の危険性がにわかに高まったが、折しも16年9月にサンクリニックにCEATが導入された。そこでK・Yさんは、週2回のペースでCEATの治療を行い、免疫賦活サプリメントは続けてもらっていると、わずか1ヵ月で腫瘍マーカーが基準値を下回った。ただし共鳴反応検査では、微弱ながらがん活性がまだ確認される。K・Yさんは、がん活性がゼロではないので、2018年に入っても週1回ペースでマイクロ波照射は行っているが、杉野院長は、再発の危険性はまずないと判断している。

母親の快癒を目の当たりにした小児科専門医

2015年、私は、札幌医科大学の同級生だった医師の折居忠夫《おりいただお》さんから、彼の奥さんの肺がんの治療の相談を受けた。進行した厄介な肺がんで、転移も確認されて、病期はステージⅣと診断された。手術の適応はなく、放射線治療を2年間受けていたが、効果は期待できないということで、CEATに望みを託してくれた。

私は、快諾し、折居夫人、瑤子《ようこ》さんは、ほどなくクリニックにやって来た。共鳴反応検査を行うと、左右の肺に強いがん活性が確認され、CEAT治療を開始した。夫人の肺がんは強力で、がん活性は容易に低下しなかったが、2016年3月にようやくがん活性が消失した。

こうした一連の出来事の中で、折居医師の息子さんが、CEATに興味を持ってくれた。折居忠夫医師の息子である建治《けんじ》さんは、1992年に国立大学の医学部を卒業した医師、医学者で、新生児、小児神経、代謝異常症を専門とする。卒業後2年間、聖路加《せいろか》国際病院小児科で研修を受け、岐阜県立岐阜病院、岐阜大学医学部附属病院に勤務した後、2000年に岐阜大学医学部助手となった。小児科学、小児病態学の研究と臨床を続け、2010年に准教授となった。

折居建治医師は、新生児や小児神経疾患、代謝異常症などの治療を大学病院で続けてきたが、小児科病棟にはたくさんの悪性腫瘍の子どもたちがいる。そして医師の必死の治療にもかかわらず、治療の効果が現れず、悪化し、亡くなっていく様子を見続けてきた。これは、大人のがんよりもはるかに耐えがたい光景だ。折居医師は、CEAT治療をなんとか小児の悪性腫瘍にも役立てられないかと考えた。

折居医師は、拙著を読み、Ｏ－リングテストを試行し、がん活性を調べ、Ｏ－リングテストが、がんの診断と治療効果判定に活用できることを確認し、がん活性にＣＥＡＴが有効であることを確信したという。

准教授の地位を捨てて、CEATで小児がんに挑戦

「病棟に入院する子の中には、長い治療の後に回復方向に向かい退院する子もいますが、再発して再入院する例も少なくありません。診断時にすでに手術や抗がん剤治療が難しい患者さんもいます。このような治療の効果が出にくい患者さんや治療が困難な患者さんに、ＣＥＡＴ治療をしてあげたいと思います」と折居医師は夢を語ってくれた。

こうして、折居医師は、ＣＥＡＴを学ぶ決心をしたのだ。２０１６年9月にＣＥＡＴの研修を開始し、月1回のペースで1年9ヵ月間研修が行われた。

Ｏ－リングテストによるがんの診断および治療効果判定について学び、がんに対するＣＥＡＴ治療の有効性を再認識した。しかし、末期になるとＣＥＡＴ治療の効果が出にくくなる患者もいることが分かり、早期にＣＥＡＴ治療を開始することの必要性を感じたとい

う。

そして2018年7月、折居医師は、岐阜大学医学部附属病院新生児集中治療部副部長・准教授の職を辞し、岐阜市内に長森こどもクリニックを開院した。開院の主たる目的は、CEATを小児がん治療に活用することだが、小児がんでCEATを受けられる例は、まだ少ない。なぜなら、長期の入院による治療が小児がんでは一般的だからだ。小児がんは、患者数が少ないので、治療法の開発などの目的で、診断時に患者登録し、全国規模の治療プロトコールにエントリーして治療が開始されるシステムがつくられている。一旦、治療プロトコールにエントリーすると、長期の入院生活に入り、他の施設で自由診療を行う時間は得にくいのだ。

しかし小児がんでの成果が積み重ねられれば、治療システムの改革に大きく貢献することができる。しかも折居医師は、現在も非常勤講師として月2回、大学病院で働いており、「大学病院との共同研究を実現する方策を検討しています」と楽しみなことを言ってくれている。今後、折居医師の下で、小児がんでのCEATの成果が明確なものになれば、大学との密接な関係を生かして、CEATの学術研究が実現する可能性もある。

老いと死に真正面から向き合う女性医師

２０１７年１月、私は、福岡市の女性の医師から「ＣＥＡＴの見学をしたい」という連絡を受けた。私が快諾すると、ほどなく、彼女は私のクリニックにやって来た。辻岡安美《つじおかやすみ》さんというその医師は、福岡市の医院の副院長を２００６年から務めているという。

そして辻岡医師の仕事の内容を聞いて、私は、感動した。彼女は、神経難病やがん末期の患者さんの「自宅で最期まで暮らしたい」という願いをかなえるために訪問診療をする在宅支援診療を続けてきたというのだ。

１９９３年に福岡県の私立大学医学部を卒業した辻岡医師は、内科を中心に医療に従事しながら、１９９５年に大学院医学研究科に入学し、アルツハイマー型認知症について４年間研究し、２００３年には、介護支援専門員の資格を取得。介護についても精力的に学び、日本老年医学会、日本認知症学会に所属して、医療経験を積んできた。

そして２００６年に在宅支援診療を始めて以降は、月曜から金曜までの午前中、毎日、５人から10人の患者さんを診て回るのだ。

がんの患者さんや家族が、末期に至っても「何かできる治療はないか？」といろいろな治療法を探し、試しているのを見て、辻岡医師は当初驚いたと言うが、その切実な思いを理解し、家族と一緒にさまざまな治療を模索してきた。しかし現代医学の最先端を探っても、有効な治療法を見つけることができず、医師としての無力感に苛まれてきたという。

そうした奮闘を10年以上続けてきた２０１７年、患者さんから拙著『がん治療に苦痛と絶望はいらない』を「ぜひ読んでほしい」と渡され、〝これならば、末期がんの患者さんが最期まであきらめずに治療を受けられるのではないか〟と思い、私に連絡をくれたという。

私のクリニックで治療の様子を見てもらい、治療成績の説明をした。そして患者さんにも辻岡医師は質問をし、ＣＥＡＴの価値を確信してくれたのだろう。私に「この治療を九州で初めて行いたいです！」と言ってくれた。そして約1年、福岡から横浜まで月に2回休まず通い、２０１８年5月にＣＥＡＴの認定医となり、副院長を務めてきたときつ医院に併設した形でアドバンス・クリニック福岡を開設した。

ただし、ときつ医院の院長や関係者にＣＥＡＴという治療法を説得するにあたり、共鳴反応検査、主にＯ‐リングテスト（ＢＤＯＲＴ）の原理や信憑性《しんぴょうせい》について説得することは大変苦労したそうである。

「死を覚悟させられた人々」にCEATができること

しかし治療を続ける中で、辻岡医師は、日々、感触を得ているという。

多くの患者さんが、抗がん剤治療を中止し、CEATに切り替えており、日常の生活の質が格段に向上し、クリニックに笑顔で治療に来てくれるようになったと言う。

今まで何年も温熱治療を受けながら効果を実感できなかった患者さんが、CEAT治療に切り替えてすぐに腫瘍マーカーが下がった例があり、膵臓がんで余命3ヵ月を宣告されながら1年経《た》っても元気に通院している患者さんもいるという。CEAT治療後、肺がんの陰影が小さくなった例、リンパ節の腫れが消えた例なども辻岡医師は経験している。

最近、嬉しかったのは、子宮がん前段階の患者さんの結婚が決まったことだという。「CEATを受けたことでがん活性が消滅し、その患者さんは、がんをいつ発病するかわからない恐怖から解放され、前向きな人生を取り戻すことができたのだと思います」と辻岡医師は言った。そして「CEAT治療は、最期に行う治療法というより、最初から行う治療なんだと感じています」と明言した。

辻岡安美医師は、死を覚悟させられたがんの患者さんに夢と希望を与えるというCEA

Tの役割、そして、死を覚悟させせられるに至る前に、がんの患者さんを救出するという役割を、私に再認識させてくれた。

救命救急医からの転身

2014年12月に、二俣健《ふたまたたけし》さんという医師から「CEATを見学させていただきたい」という連絡があり、私が快諾すると、2015年1月に私のクリニックを二俣医師が訪れた。

二俣健医師は、都内の医科大学を卒業して、内科医となったが、4年後には、外科に転向し、救命救急センターに勤務した。外傷外科と急性期外科を専門として、救急車で運ばれてくる傷病者の対処を続けた。私も救急医療は長年経験したが、必死の処置によって、命を失うかもしれなかった人を救えた時の充実感は大きい。

しかし二俣医師は、搬送されてくるさまざまな容態の人々の治療を行いながら、医療の限界を感じることが多かったと語る。最先端の医療にも多くの限界がある。そうした限界を打ち破る方法は、大学病院にも専門病院にもない。救命の現場で奮闘するだけでは、医師としての歩むべき道を見出《みいだ》すことができないのではないかという不安を、彼は感じたのだ。

そしてなんと2009年9月、37歳にして自身のクリニック、青葉《あおば》ふたまたクリニックを神奈川県相模原《さがみはら》市内に開設した。「町医者になって、いろいろなことを学ぼうと思いました」と二俣医師は語った。彼は、救命救急の現場で知り合った麻酔科を専門とする先輩医師にCEATのことを聞いたという。

見学に来た二俣医師は、私たちの治療を非常に興味深げに眺めていた。共鳴反応検査にも戸惑いの表情を見せず、しっかりと見つめていた。そして、見学を終えると、「これはすごい治療だと思います。私もぜひ、がんに挑戦したいと思います。CEATの研修を受けさせてください」と意欲に満ちた表情で言った。もちろん私は承諾した。

それから二俣医師の研修が開始された。

彼の相模原市のクリニック、青葉ふたまたクリニックには、毎日、多くの患者さんが訪れ、院長は多忙で、研修は月1回が限界だった。2016年に入って、月2回ペースになり、3年近い研修期間を経て、二俣医師は、CEAT認定医となった。そして2018年2月、青葉ふたまたクリニックでCEATが開始された。

「まだ、CEATの効果の確認をするには、数年かかるでしょうが、効いているという実感はあります」と二俣医師は報告をしてくれている。「逆に、効果が確認できない患者さんに関して、何が原因なのかを必死に確認しています」という二俣健医師は、今後のCEATの進化に大きく貢献してくれるものと確信している。

「患者さんを救いたい」という熱烈な思い

こうして、2018年末時点でCEATは14人体制となった。北は北海道から南は九州まで、とりあえず13名の認定医たちが、陣取ってくれている。

認定医たちは、みな個性的であり、間違いなく勉強家である。そして彼らのエネルギーの源は、「がんに苦しむ患者さんを救いたい」という思い以外の何物でもない。CEATにたどり着くまでの道筋は、それぞれ異なるが、その道が険《けわ》しかったことは、本章を読んでもらっただけでも理解してもらえると思う。

がんという病気が、恐ろしく狡猾《こうかつ》であり、人を巧《たく》みに死の淵《ふち》に追い込むこと。そして現在、用意されている医療が、その狡猾さに追いついていないこと。だから彼らの歩んできた道は険しかった。

CEATの認定医たちは、目の前にいる患者さんを救うために代替医療の世界を必死に探ってきた。その経験と感性と嗅覚《きゅうかく》があるからこそ、CEATの価値を直感する能力が育ったのだ。彼らは、一般読者向けに私が書いた書籍を書店で手に取り、それを購読してくれた。そしてCEATが価値のあるがん治療法であることを嗅《か》ぎ分けてくれたのだ。

そして今も、アドバンス・クリニック横浜で研修を受けている医師たちがいる。彼らもまたとびきり個性的であり、情熱的な医師たちである。

「CEATの進化」の担い手たち

そして、彼らが、CEATを手に入れるまでに仕込んできた知識と知恵と武器は、私たちの貴重な宝だ。なぜなら、それらがCEATを進化させ、さらに高い治癒率を実現するからだ。

漢方や免疫療法が培《つちか》ってきた免疫に関するさまざまな知恵と経験は、それだけで患者さんの体内の大きながん腫を消し去りはしないだろうが、マイクロ波とのコンビネーションですごいことが起きる可能性は十分にある。

それ以外にも「がんに効く」と言われ、注目を集めながら、それほどでもなかった療法はたくさんある。しかし効く患者さんもいるから生き残っているのだ。同志たちは、言わば、手分けをしながら、それら多くの武器を検証してきてくれたことになる。

それらの知識と知恵と武器が、統合されることで、ＣＥＡＴは「無敵のがん治療法」になると私は信じている。そのために、情熱的で愛情深く、勤勉な医師たちが参集したのだ。

まだＣＥＡＴは、完成品ではない。今、その進化のスタートラインに立ったのだ。

エピローグ

医学がＣＥＡＴに追いつくことを祈る

CEATの最強戦略は「早期発見」

アドバンス・クリニック函館の平山繁樹《ひらやましげき》院長は、CEAT（がん活性消滅療法）開始から3年になる2017年1月に次のようなコメントをくれた。

「私が、前田先生の許可を得て開業し今年で3年が経過しました。その間に私が、もっとも強く認識したのは、共鳴反応検査を利用したがんの超早期発見の重要性です。画像に現れていない段階でがんが発見された方々は、ほぼ100%、がん活性の消滅が可能であり、その後の経過観察期間においてがんが再発、または画像診断などで指摘された方は皆無です」

がん治療医として、私は、この20年間、進行がん、末期がんとの闘いを余儀なくされてきた。現代西洋医学において「異端」どころか「冗談」と評価されがちな治療法のすごさを理解してもらうためには、「奇跡」を起こし続けるしかなかった。そしてよりどころを失ったがん難民たちの「最後の砦《とりで》」となることに私は誇りを感じてきた。

しかしある程度進行したがんの患者さんは、完治する例も多いが、亡くなってしまう例も多い。その一喜一憂の日々には、切ない思い、やりきれない思いもある。それゆえに治《ち》癒《ゆ》率を少しでも上げるために研究や工夫を続けてきた。

まだ社会的認知が十分ではないＣＥＡＴが、さらに注目を得て、１万人、10万人という規模のがん患者さんを救うことができるようになるまで、進行がん、末期がんに挑戦する苦闘は不可欠なのだと自分や同志たちに語っている。

しかしそれと同時に、もうそろそろ世に問わねばならないのは、ＣＥＡＴの「早期発見・早期治療」の価値だ。

平山医師が語っていることは、私や他の同志の嘘偽《うそいつわ》りのない実感だからだ。

がんで死ぬ人はいなくなる

共鳴反応検査によって、超早期、あるいは早期のがんを発見することができる。これがＣＥＡＴの第一の能力だ。そして、もしがんが発見されたならば、その数秒後からマイクロ波を照射することで治療を開始できる。これがＣＥＡＴの第二の能力だ。

ボクシングのワンツー・パンチよろしく、これでがんをノックダウンできる。超早期の場合には、１回のマイクロ波照射でがん活性が消える例は多い。

この主張をがん専門医にすれば、「勝手にがんがあると言い、勝手にがんを消したと言うペテン」と評する。しかし平山医師が言うように「がん活性を消滅させた後の経過観察期間において、がんが再発、または画像診断などで指摘された方は皆無」なのだ。

CEATをスタートして以降、私のクリニックに来るのは、がん専門医たちにさじを投げられた患者さんたちだったから、日々苦闘を続けてきたわけだが、そうした中で、〝見えないがんを完全に消したままの状態を継続すれば、一生がんにならないのではないか?〟という着想を得た。がん治療が目的ではなく来院する人々に、共鳴反応検査を行ったところ、わずかながらがん活性が確認できるという場合がある。そこでマイクロ波を照射すると、あっけなくがん活性は消えた。

こうした体験を重ねるうちに、「がんを早期に発見し、マイクロ波で治療すれば、がんで死ぬ人はいなくなる」と確信するようになった。きわめて単純な理屈である。

がんは万病の元

同窓会に出席すると、異常に老けた感じのする友がいる。高齢であれば、誰もが老けた感じであるのは確かだが、同年齢でも個人差は大きい。老化が外見に顕著《けんちょ》に出ている友に対して、簡易型の共鳴反応検査でがんの有無をチェックすると、高率にがん活性が確認できる。

がんは、人の命を奪う前にさまざまな悪さをする。がん検診でがんが発見される10年前、20年前でも体調を悪化させるエネルギーを持っているのだ。その主犯は活性酸素だ。血管系やさまざまな臓器を酸化し、傷めつけ、老化させる。心臓にその変化が起きれば心《しん》筋梗塞《きんこうそく》や大動脈解離の原因にもなる。脳の組織を傷害すれば、脳梗塞《のうこうそく》に発展する危険性もある。

そうした深刻な障害に至らないながら、まだ微細ながん腫《しゅ》は、身体の中で、消化器系の不調や循環器・呼吸器系の不調、肌荒れ、疲労感など、深刻とまでは言えない程度の不調の原因となっていることが多い。だから早期に発見して消滅させ、活性酸素による損傷を防ぎ、組織の老化を食い止めることが望ましい。ただしＣＴやＭＲＩで視覚的に確認されるはるか以前なので、それらの因果関係が医学的に確認されたことはない。

しかし共鳴反応検査で調べてみると、微細ながん腫の悪行がしばしば検知される。がんの早期発見・早期治療は、がんのリスクを消すだけではなく、さまざまな恩恵《おんけい》をもたらしてくれる。

すでに紹介したように、このがん腫には、寄生虫、スピロヘータなどの細菌、ウイルスなどが同居する例も多く、組織を劣化させ、難病、奇病をもたらすことすらある。こうした病原体の存在も共鳴反応検査で検知できるので、抗生物質などで駆除する必要がある。

増加する定期検診志望者

私は、ここ10年来、患者さんの家族や講演会などでのメッセージとして、「年に1回、共鳴反応検査を受けて、万が一がんの芽があれば、マイクロ波で消滅させましょう」と勧めてきた。近年、CEATの信憑性《しんぴょうせい》を理解してくれる人が増え、定期的に共鳴反応検査を受けてくれる人が増えている。

家族や親族にがんに罹患《りかん》する人が多い場合、がん家系、がん体質といった危惧《きぐ》が生まれる。確かに乳がんと卵巣がんは5～10％が遺伝性で、乳がんや卵巣がんを発症しやすいと言われる。健康的な生活をしていてもがんになる人はおり、家族歴があれば、さらにその不安は大きなものになる。

もし結婚した若いカップルが、結婚を機に定期的に共鳴反応検査を受けるようになれば、がん活性をチェックし、他の病原体のチェックも行え、必要に応じてがん腫の消滅や病原体の駆除が行える。それによって、奇形や難病をはじめとする子どもの障害の危険性も最小限にすることができる。

ＣＥＡＴの科学的根拠が解明される日

共鳴反応検査は、数分しかかからない。しかも検査結果をその場で伝えることができる。そしてマイクロ波照射も、通常は数分で終わる。長くとも20分かかることはない。このコンパクトさ、簡便さが、ＣＥＡＴの最大の特長だ。

そしてこのコンパクトさ、簡便さが、現代西洋医学の信奉者や教養豊かな人々には、怪《あや》しげに映る要因でもある。

共鳴反応検査とそのベースとなるＯ－リングテスト（ＢＤＯＲＴ）が、なぜ驚くべき精度で、私たちの体内の情報を教えてくれるのか？　本書では、可能な限りの考察を行い、記した。しかし、現在の医学者や科学者が納得するようなメカニズムの解説はできていない。

マイクロ波が、なぜ末期がんも含めたがん・悪性腫瘍《しゅよう》に著効《ちょこう》を示すのか？　本書では、その要因となりうる候補について記した。しかし、それらはあくまでも候補であり、科学的・医学的に解明・実証されてはいない。

しかし、体内の微細ながん腫の存在を、現代西洋医学的な精密検査で発見できるはるか以前に、共鳴反応検査で発見できる証拠は、十二分に揃《そろ》っている。その証拠を本書にはたくさん記した。そして末期がんも含め、現代西洋医学的治療によって容易に治癒させられなかったがん・悪性腫瘍を、マイクロ波照射によって一定以上の確率で治癒させているという事実も、本書にたくさん記した。

以上の状況から、ＣＥＡＴをどのように評価すればよいのだろうか？

「非科学的」と断じて、目をそむけるのもよいだろう。しかし事実は事実であり、「ＣＥＡＴによって、現代西洋医学的治療がさじを投げた多くのがん・悪性腫瘍の患者さんが治癒している」のだ。そしてその事実を、私以外の医師たちも確認し、自らもＣＥＡＴを実践している。私は、嘘つきでも魔法使いでもない。

こうした一連の状況から得られる洞察《どうさつ》は、「共鳴反応検査とＢＤＯＲＴの検知メカニズムを説明できるほどに科学はまだ進歩していない」ということであり、「マイクロ波照射によって、がん活性が消失し、がん腫が退縮し、消滅していくメカニズムを説明できるほど科学・医学はまだ進歩していない」ということである。

「がん細胞とはどういう細胞なのか、現代科学・医学はだいたい把握している」と科学者・医学者は言うだろうか？　「否《いな》」である。細胞のがん化の根幹とされるがん幹細胞という細胞が確認されたのは１９９７年であり、それから多くの発見があったが、今でもがん幹細胞は「謎《なぞ》の細胞」だ。今、がん細胞に関する新しい事実が、どんどん発見されている。

一方、マイクロ波という電磁波の人体への作用については謎だらけである。さらに本書で指摘したように、マイクロ波照射によって発生している可能性があるプラズマに関しては、まさに今、医学的な研究が勢いを増そうとしている段階だ。

さらにＢＤＯＲＴのメカニズムの解明となると、生命エネルギーという生命を保つための動力源の実態すら科学的に解明されていない。その生命エネルギーがつくる磁場や電場、さらに電磁波的な情報のやり取りなどは、まだ解明の緒《しょ》にもついていない。

このような状況を眺めれば、科学・医学が、ＣＥＡＴの治療効果を明瞭《めいりょう》に語るまでには、まだまだ長い年月が必要であることが分かる。つまり科学・医学が、「ＣＥＡＴはがんに効《き》く」ともろ手をあげて評価する日は当分やって来ない。

ＣＥＡＴは、未来からやって来たがん治療法である。そう私は思っている。

ぜひ知ってほしい類似治療のリスク

第５章で解説した通り、ＣＥＡＴは、スタート当初からずいぶんと進化した。

これまでＣＥＡＴの治療を受けた患者さんの身に起こったことを観察し、よい成果を取り入れ、悪い結果からは改善の方策を学んだ。その積み重ねが、ＣＥＡＴを大きく進化させた。

共鳴反応検査の技能の向上とマイクロ波発生装置の改良による性能と安全性の向上が相まって、トラブルが減少し、治癒率が向上している。

ところが、このＣＥＡＴの治療効果が高まり、その成果が広く知られるにつれ、類似治療の拠点も増加してきた。

ＣＥＡＴ類似治療施設の多くは、マイクロ波発生装置のみを導入し、がん治療に活用している。マイクロ波発生装置には、共同開発者がおり、日本国内では特許を取得できなかったのだから、マイクロ波発生装置が、ＣＥＡＴ認定施設以外で利用されることを規制するのは難しい。

ただし、そうした類似治療施設が、ＣＥＡＴ認定施設であるかのようなアピールをしている点は、深刻な違法行為だ。ＣＥＡＴ開始以降、臨床経験に学び、優秀な電磁波技術者がマイクロ波発生装置を改良してきた。この改良版マイクロ波発生装置は、ＣＥＡＴ認定施設以外には一切供給されていない。私のクリニックで十二分な研修を行い、高い精度の共鳴反応検査ができる認定医が、改良型マイクロ波発生装置で治療するのがＣＥＡＴである。それ以外の施設が、「ＣＥＡＴと同じ治療」と言うのは、虚偽以外の何者でもない。呆《あき》れたことに、私たちの作成したホームページのデータを無断転用して悪びれる様子すらない施設もある。

さらに最近は、こうした類似治療施設で症状を悪化させて、ＣＥＡＴ認定施設に逃げ込んで来る患者さんが多く、その実態が、明らかになりつつある。

高額の治療クーポン券で料金を先取りするなど、金儲《かねもう》けが目的であることが明白な例がまず多い。また共鳴反応検査の高度な技術が活用されることもなく、他の医療機関での診断を鵜呑《うの》みにして、マイクロ波を照射する例も多い。劣悪な例では、高い料金をとって、患者さん自身がマイクロ波発生装置を操作して「マイクロ波かけ放題サービス」を実施している恐ろしい施設まである。

がん治療は、高い経験値が必要であり、入念な観察・診察眼も求められる。膨大《ぼうだい》な知識を必要とし、ＣＥＡＴ認定医は、情報と経験値の共有に日々心を砕いている。

ＣＥＡＴの名を騙《かた》り、苦闘する患者さんを弄《もてあそ》ぶような行為は、断じて許せない。本書の読者が、そういった類似治療施設に迷い込むことはないと思うが、この警鐘をぜひとも周囲の患者さんや家族と共有し、悲劇を未然に防いでほしいと願っている。

「道は遠くてもがんばれ！」

本書の最後に、次の手紙を紹介する。書き手は、私の患者だった川崎孝義さん（仮名）の夫人、佳代子さんである。川崎さんは、肺がんを宣告された。その進行度は高く、心嚢《しんのう》膜炎《まくえん》、胸膜播種《きょうまくはしゅ》、脊椎《せきつい》転移、脊髄《せきずい》内転移などが確認され、手術は不能で、抗がん剤も放射線も効果はなかった。しかし、私のクリニックにやって来て、懸命な治療の末にがん活性が消滅にするに至った。それはまさに奇跡だった。佳代子さんは、その時にこの手紙をくれた。

しかし残念ながら、それまでの体力の消耗が激しく、来院から1年後に、川崎さんは逝去《せいきょ》した。その奇跡が素晴らしいものだっただけに、彼の死は、私を深く悔《く》やませた。

この手紙を読み返すと、私は、さまざまな思いに駆られる。川崎さんが絶望の中で希望を見出《みいだ》してくれた時の表情の変化は、まさにCEATの価値を確信させてくれた。そして川崎さんと一緒に闘える私自身の幸福を噛《か》み締めることできた。

私は、CEATが未来からやって来たがん治療法であることを確信している。しかしその真価を私たちは、まだ見極めるまでの能力を備えていない。私は、その価値を世に問い、真価を発揮できるようになるための道筋を探る役割を負わされたのだと信じている。ＣＥＡＴの真価を露《あらわ》にするまでには、まだまだ長い道のりが用意されているだろう。しかし、私、そして一緒に歩んでくれる同志たちは、患者さんを完治させられなかった悔《くや》しさを糧《かて》に、その道を早足で歩んでいかなければならない。

佳代子さんのこの手紙を読むと、私の耳には川崎孝義さんの応援歌が聞こえてくる。「道は遠くてもがんばれ！」と。

前田先生　　スタッフの皆様へ

毎日暑い日が続いております。そんな中、連日たくさんの患者さんの治療、どんなに大変な事かと頭が下がります。

振り返れば、2年前、仕事の関係と家庭の事情により、長い単身赴任生活（約6年）に終止符を打ち、夫婦二人で名古屋での生活をスタートした矢先の事でした。夫の突然のがん宣告。しかも悪性で余命1年とのこと。まだ58歳、若すぎます。私は気持ちの整理がつかず、気が変になりそうな毎日でした。

辛い抗がん剤治療をしながら、思うように仕事ができないジレンマ。入院中、茶色い胸水が、これでもか……というほどあふれ出てきた日々。「なんだか体がフアフアする」と言いだしてからあっという間に車いす生活になってしまった日。そんな中、前田先生に出会うことができ、今〝がん〟を卒業できるなんて、本当に夢のようです。

先生のところへの通院は、単なる治療だけではありませんでした。なぜかその日を楽しみにしているようにも見えました。

「先生はいつでも、どんな質問にも気持ちよく答えて下さるんだよ。スタッフのみんなさんも優しいのだよ」と。

そして私も思いました。待合室が明るいこと。がん患者さんの集まりとは思えません。みんな希望があるからなのですね。辛い日々でしたし、失ったものもたくさんありますが、人の温かさ、強さ……いろいろな事を教えていただきました。感謝でいっぱいでございます。本当にありがとうございました。

川崎佳代子

おわりに

がんの本質を知らないまま、暗雲の中で迷い続けている現代医療は、氷山の水面上の医療であって、膨大《ぼうだい》な水面下の情報を知ろうとしない。これでは、座礁《ざしょう》をくい止めることはできない。

しかしCEATが活用する共鳴医学を、がん医療が受け入れ、研究すれば、見えないがんの芽を容易に確認することができ、誤診は確実になくなるだろう。

がんという病魔に一生苦しめられることなく生きるためには、本書で私が提案しているように、元気な時に毎年CEATによる定期検診を受け、がんの芽が発見されたら、直《ただ》ちにマイクロ波で消すことをお勧めしたい。また、進行したがんで緊急手術を受けた患者さんは、その後の治療法としてCEATを選べば、再発・転移が抑えられ、副作用も後遺症もなく健康を取り戻し、完治する確率は高い。

私が、本書でお伝えしたかったのは、「がんの診断法も治療法も全く新しい時代に入った」という事実である。

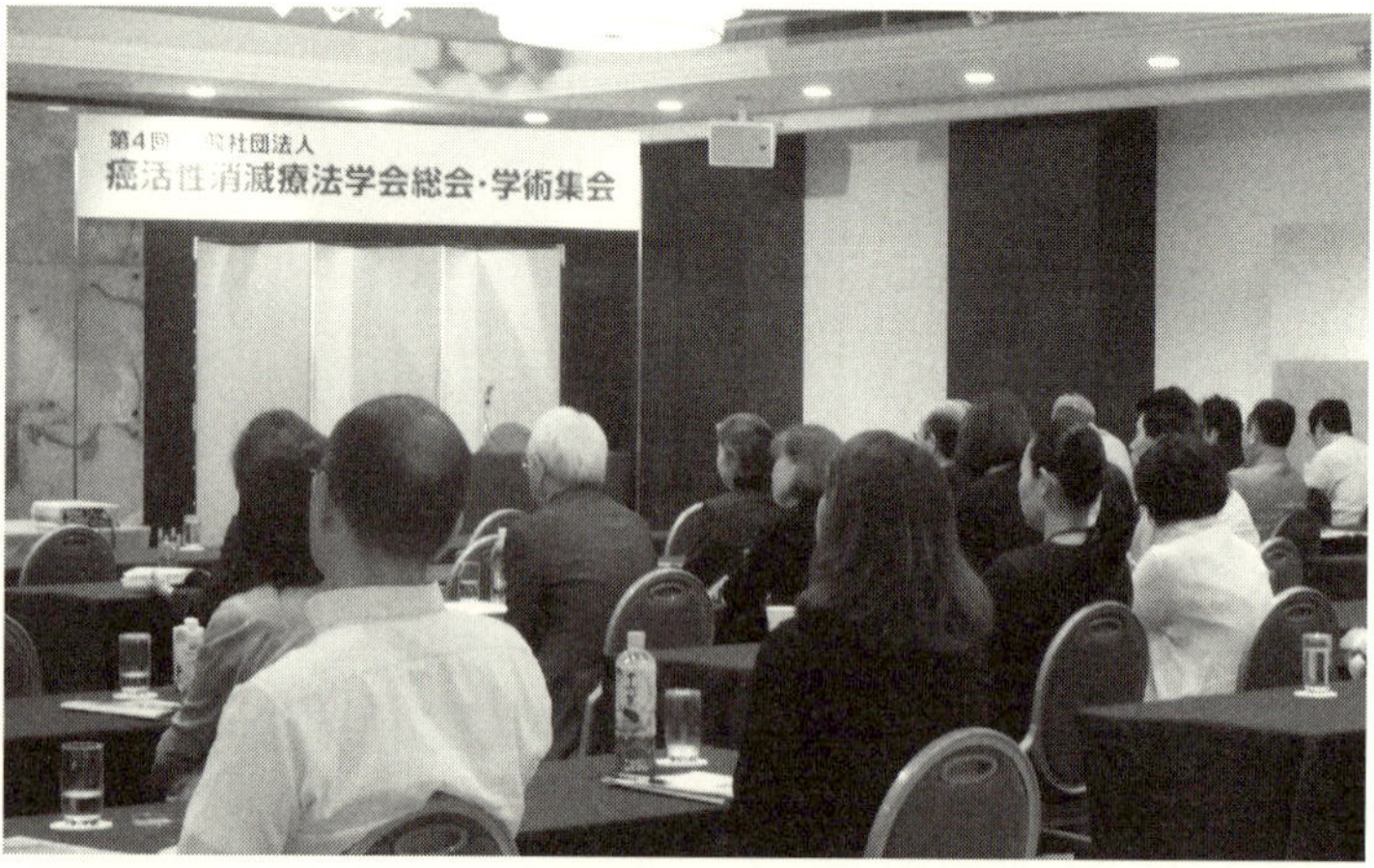

癌活性消滅療法学会：2015年3月に一般社団法人癌活性消滅療法学会が設立され、著者が理事長に就任。13名の認定医を含め、医師51名（2019年2月時点）が学会に所属しており、学会総会・学術集会には、医療関係者60名以上が参加している。
癌活性消滅療法（CEAT）学会HP：https://ceat.or.jp/

今後も情熱的で心ある医師たちとともに、がん死撲滅《ぼくめつ》の日を夢見て、CEATの普及と進化のために、精魂を傾けていく。

本書の出版に多大なご尽力をいただいた科学・医療ジャーナリストの惠志泰成氏、そして、真心のこもった編集をしていただいたPHP研究所の阿達ヒトミ氏に感謝の意を表します。

2019年3月1日

前田華郎

【参考・引用文献】

『図説バイ・ディジタルO－リングテストの実習』大村恵昭／医道の日本社／１９８６年

『O－リングテスト入門——長寿と若返りの生活革命』大村恵昭／河出書房新社／２００９年

『「O－リングテスト」超健康レッスン』大村恵昭／主婦と生活社／２００８年

『バイブレーショナル・メディスン いのちを癒す〈エネルギー医学〉の全体像』リチャード・ガーバー著／上野圭一監訳／真鍋太史郎訳／日本教文社／２０００年

『苦しくないガン治療革命』前田華郎／冬青社／１９９８年

Karo Maeda, Tomohiro Maeda, Yunlong QI3: In vitro and vivo induction of human LoVo cells into apoptotic process by non-invasive microwave treatment. A potentially novel approach for physical therapy of human colorectal cancer. Oncology Reports 11:771-775 2004

Tadashi Motomura, Kentaro Ueda, et al. Evolution of systemic external micro wave hyperthermia for treatment of pleural metastasis in orthotopic lung cancer model. Oncology Reports 24:591-598, 2010

『がんになった医者が書いたがんの本当の治し方』前田華郎／幻冬舎／２０１０年

『がん治療に苦痛と絶望はいらない』前田華郎／講談社／２０１４年

「プラズマ医療科学の創成」平成26年度科学研究費助成事業「新学術領域研究（研究領域提案型）」に係る中間報告／領域代表者 堀勝名古屋大学教授

「病理医の現状と展望」信州大学医学部病態解析診断学講座 上原剛／信州医誌／58(2)、２０１０

「癌治療に向けたナノ秒パルスプラズマの活性種計測と生体評価（Radical Measurement and Biomedical Evaluation of Nanosecond Pulse Plasma for Cancer Treatment 672）」

【Web】

全国がんセンター協議会HP
http://www.zengankyo.ncc.go.jp/
国立がん研究センター　がん対策情報センター　がん情報サービス
https://ganjoho.jp/
日本バイ・ディジタルO－リングテスト医学会
http://bdort.kenkyuukai.jp/about/

American Association for the Advancement of Science, Cancer
American Cancer society, Cancer Facts & Figures 2017
BI-DIGITAL O-RING TEST (BDORT): A new Medicine
Imaginis, Experimental Microwave Treatment May Reduce Breast Cancer
Misdiagnosed Cancer Not Uncommon　By HREF ABC News

癌活性消滅療法（CEAT）認定施設一覧

▼アドバンス・クリニック横浜　前田華郎
〒220-0004　神奈川県横浜市西区北幸1-2-10　アスカ2ビル8F
TEL：045-328-4166／FAX：045-328-4133（完全予約制）

▼アドバンス・クリニック函館　平山繁樹
〒040-0036　北海道函館市東雲町5-11　寺井ビル6F
TEL：0138-76-9115／FAX：0138-76-3654（完全予約制）

▼アドバンス・クリニック東京　石井宏則
〒171-0014　東京都豊島区池袋2-61-5　エシールK.T.2F
TEL：03-5927-8137（完全予約制）

▼SINGA宝塚クリニック　林 博文
〒665-0011　兵庫県宝塚市南口2-6-3
TEL：0797-26-8188／FAX：0797-26-8177（完全予約制）

▼岩間東華堂クリニック　岩間 誠
〒310-0026　茨城県水戸市泉町3-1-30
TEL：029-300-7110／FAX：029-300-7775（完全予約制）

▼東銀座タカハシクリニック　髙橋博樹
〒104-0061　東京都中央区銀座3-11-13　松本銀座ビル5F
TEL：03-3524-1200（完全予約制）

▼アドバンス・クリニック福山　瀬尾宜嗣
〒720-0809　広島県福山市住吉町5-8
TEL：084-999-2251（完全予約制・ネット予約）

▼Dr.オヤマ診療所　小山 純
〒780-0842　高知県高知市追手筋1-9-22　高知メディカルプラザ4F
TEL：088-826-6551／FAX：088-826-6552（完全予約制）

▼ナガヤメディカルクリニック　永谷信之
〒164-0012　東京都中野区本町3-29-10　ヴェルティ中野2F
TEL：03-5333-4086（完全予約制）

▼サンクリニック　杉野三千男
〒130-0022　東京都墨田区江東橋5-3-13　写測ビル1F
TEL：03-5625-2067（完全予約制）

▼根本医院　杉野三千男
〒301-0806　茨城県竜ケ崎市半田町1390

ＴＥＬ：０２９７－62－３１５５（完全予約制）

▼長森こどもクリニック　折居建治
〒５００－８２３２　岐阜県岐阜市前一色２－20－14
ＴＥＬ：０５８－２４０－１１４０／ＦＡＸ：０５８－２４０－１１４１（完全予約制）

▼アドバンス・クリニック福岡　辻岡安美
〒８１９－０００５　福岡県福岡市西区内浜２－６－７（ときつ医院内）
ＴＥＬ：０９２－８８２－２１６０（完全予約制）

▼大井町メディカルクリニック６階ＣＥＡＴ外来　瀬尾理利子
〒１４０－００１１　東京都品川区東大井５－14－15　大井町ＭＣビル６Ｆ
ＴＥＬ：03－５７９６－０６５５／ＦＡＸ：03－５７９６－０６５６（完全予約制）

▼青葉ふたまたクリニック　二俣健
〒２５２－０２２４　神奈川県相模原市中央区青葉３－24－１
ＴＥＬ：０４２－７０７－４１２６／ＦＡＸ：０４２－７０７－４１６３（完全予約制・初診ネット予約あり）

一般社団法人 癌活性消滅療法（ＣＥＡＴ）学会ホームページ：https://ceat.or.jp/

※本書で紹介した情報は、２０１９年２月末時点のものです。

〈著者略歴〉

前田華郎（まえだ・かろう）

1933年北海道生まれ。札幌医科大学卒。

医学博士。アドバンス・クリニック横浜院長。

ハワイ・クワキニ病院に2年間留学、札幌医科大学附属病院一般外科に8年間勤務。横浜市立大学病院形成外科、神奈川県立こども医療センター形成外科部長を経て、1991年東京女子医科大学助教授、1997年教授に就任。

1998年前田総合医学研究所設立。専門分野の傍ら自然療法の研究を進める。2004年アドバンス・クリニック横浜設立。

主な著書に、『苦しくないガン治療革命』（冬青社）、『ガンは切らずに治る』（ＤＨＣ）、『がんになった医者が書いたがんの本当の治し方』（幻冬舎）、『がん治療に苦痛と絶望はいらない』（講談社）などがある。

痛み、副作用、後遺症のない治療

「がん活性消滅療法」という選択

2019年4月1日　第1版第1刷発行
2023年10月31日　第1版第2刷発行

著者　前田華郎
発行者　永田貴之
発行所　株式会社PHP研究所
東京本部　〒135-8137　江東区豊洲5-6-52
ビジネス・教養出版部　☎03-3520-9615（編集）
普及部　☎03-3520-9630（販売）
京都本部　〒601-8411　京都市南区西九条北ノ内町11
PHP INTERFACE　https://www.php.co.jp/

組版　有限会社エヴリ・シンク
印刷所　株式会社精興社
製本所　株式会社大進堂

ISBN978-4-569-84275-2